Depression – zurück zu innerer Stärke

Welche Medikamente und Verfahren helfen

Martina Hahn und Sibylle C. Roll

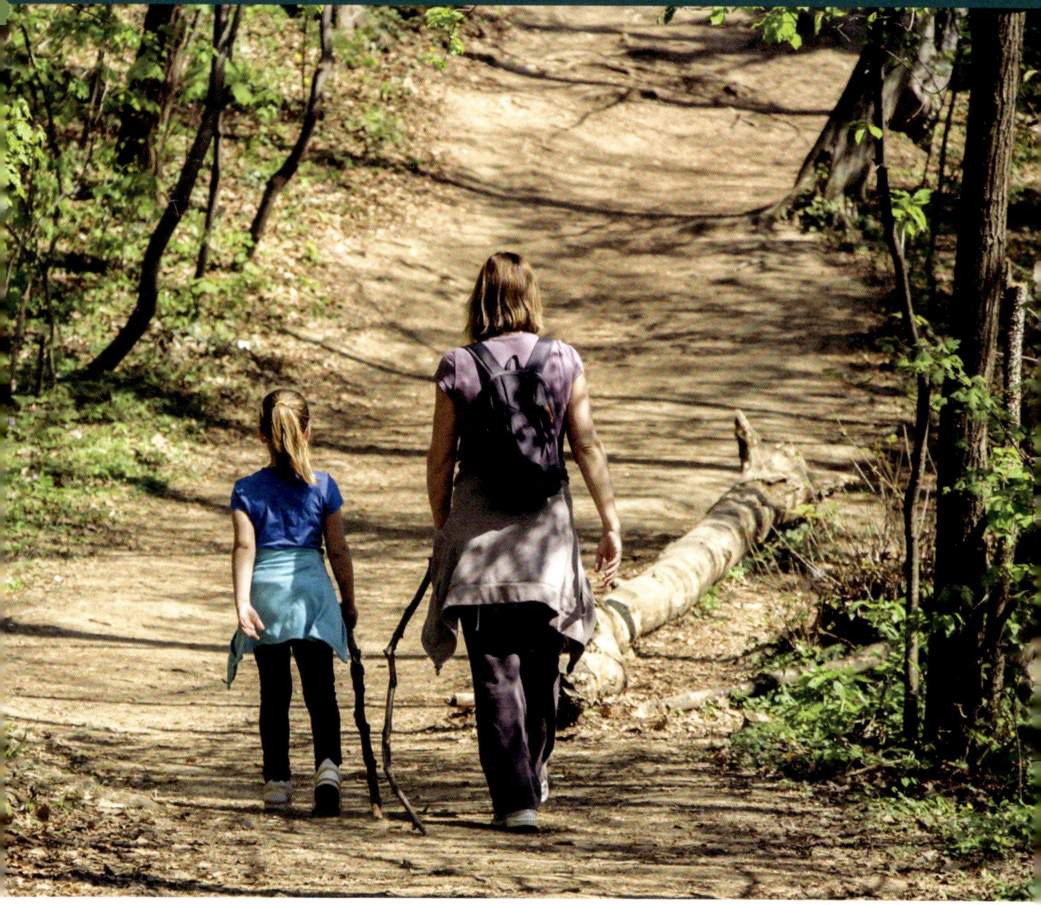

Inhalt

Die Autorinnen

Prof. Dr. Martina Hahn hat in Marburg Pharmazie studiert. Nach einem Aufbaustudium in den USA hat sie an der Universität in Mainz zu dem Thema „Vermeidung von Interaktionen in der Psychopharmakotherapie" promoviert. Seit 2011 ist sie die klinische Pharmazeutin in der Vitos Klinik Eichberg. Sie hat bereits auf zahlreichen nationalen und internationalen Kongressen und Fortbildungsveranstaltungen zu dem Thema Psychopharmakotherapie referiert und in der Fachpresse publiziert. Seit vielen Jahren hat sie Lehraufträge für klinische Pharmazie an der University of Florida, der Philipps-Universität Marburg und der Goethe-Universität Frankfurt.

Prof. Dr. Sibylle C. Roll ist Fachärztin für Psychiatrie und Psychotherapie mit Zusatzqualifikation Suchtmedizin, Krankenhausbetriebswirtin, Balintgruppenleiterin, Supervisorin und Dozentin an verschiedenen Ausbildungsinstituten und Hochschulen. Sie ist Klinikdirektorin der Vitos Klinik Eichberg und Ärztliche Direktorin des Vitos Klinikums Rheingau. 2015 wurde ihr eine Professur mit einem Lehrauftrag am College of Pharmacy der Universität Florida verliehen. Sie ist Herausgeberin und Autorin eines Standardlehrbuches für Psychiatriepflege sowie Autorin und Co-Autorin weiterer Fachbücher und Fachartikel.

Danksagung

Die Autoren danken Frau Melanie Back für die kritische Durchsicht des Manuskriptes und ihre wertvollen Anregungen.

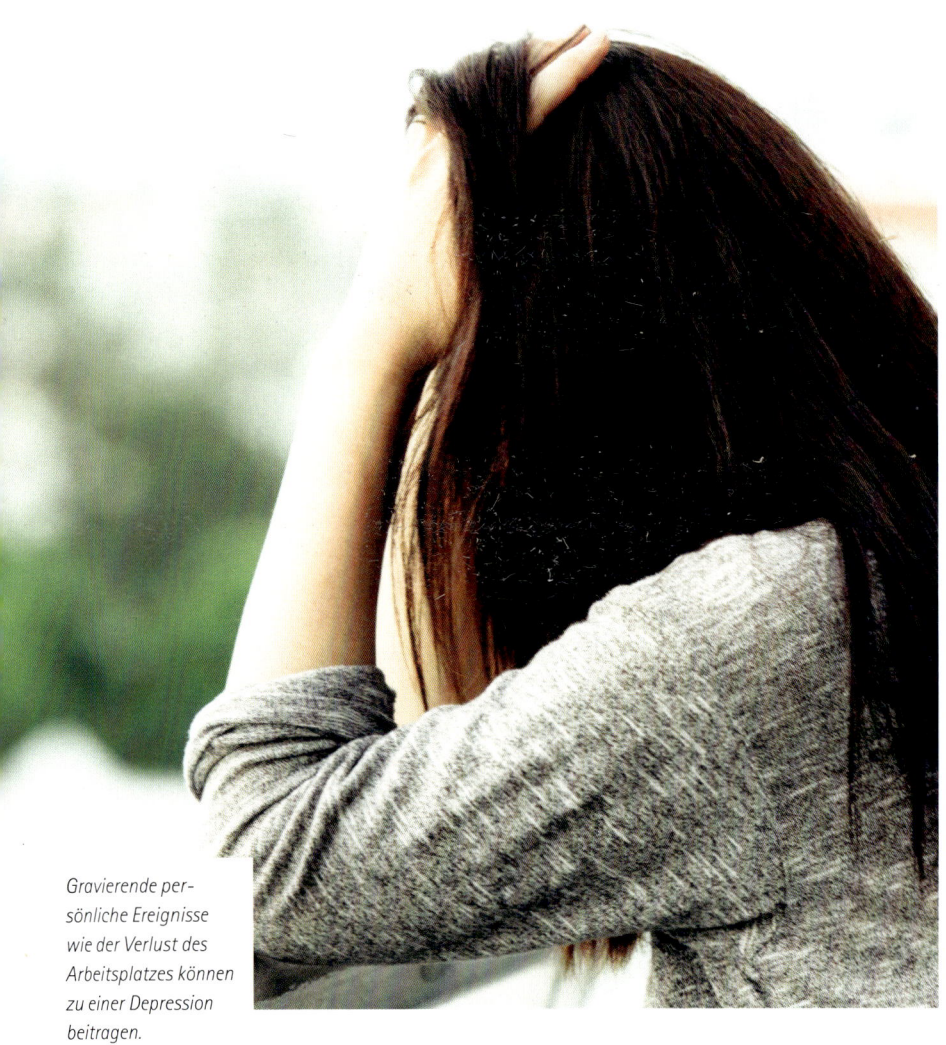

Gravierende persönliche Ereignisse wie der Verlust des Arbeitsplatzes können zu einer Depression beitragen.

Christina L., 32 Jahre alt

Vor zwölf Wochen hat Christina ihre Arbeit verloren. Seither zieht sie sich immer mehr in ihrer Wohnung zurück. Sie hat keine Lust mehr, sich mit Freunden zu treffen. Eine neue Arbeit ist nicht in Aussicht, die ersten Absagen von potenziellen Arbeitgebern auf Bewerbungen kamen bereits per Post. Wie soll alles weitergehen? Christinas Zukunftsängste wachsen Tag für Tag. Sie schläft immer schlechter, stundenlang grübelt Christina darüber, wie es zu der Kündigung kommen konnte. Gleichzeitig plagen sie Ängste, wie es weiter gehen soll. Wird sie die Wohnung behalten können?

Obgleich sie immer gerne zum Volleyballspielen in den Verein gegangen ist, lässt sie es immer häufiger ausfallen. Sie empfindet einfach keine Freude mehr, hat keine Lust mehr, sich die Aufmunterungen ihrer Freunde und Bekannten anzuhören. Sie fragt sich: Werde ich mich jemals wieder freuen können?

Meist wird die erste depressive Episode durch ein einschneidendes Lebensereignis ausgelöst.

Ein halbes Jahr vergeht. Die Jobsuche ist erfolglos geblieben. Neben ihrer gedrückten Stimmung hat Christina nun keinen Antrieb mehr. Ihren Haushalt kann sie nicht mehr sauber halten. Duschen, Essen zubereiten, Wäsche machen – all das fällt ihr unendlich schwer. Freunde, die versuchen, sie aufzuheitern und zu Verabredungen zu überreden, wimmelt sie ab. Sie hat keine Lust auf Sätze wie „stell Dich nicht so an, das wird schon wieder" und „jetzt lach doch mal, Du guckst ja wie sieben Tage Regenwetter". Alles erscheint sinnlos. Gedanken wie „Würde ich doch bloß morgen einfach nicht mehr aufwachen, dann hätte diese Qual ein Ende" kommen ihr in den Sinn. „Keiner kann mir helfen".

Der Bruder, zu dem noch unregelmäßig Kontakt besteht, besucht Christina in ihrer Wohnung und sieht zum ersten Mal, wie schlecht es der Schwester wirklich geht. Er rät Christina, endlich einen Arzt aufzusuchen, um sich helfen zu lassen. Er telefoniert sogleich, um einen Termin beim Hausarzt auszumachen. Nach langer Diskussion packt er sie kurzerhand ins Auto und bringt sie in die Sprechstunde. Aufgrund der Schwere der Depression rät ihr der Hausarzt, sich sofort stationär behandeln zu lassen. Er meldet Christina in einer psychiatrischen Klinik zur Aufnahme an und stellt die Einweisung aus. Bereits nach einigen Tagen wird sie dort aufgenommen.

> *Menschen mit einer schweren Depression brauchen professionelle Hilfe.*

In der psychiatrischen Klinik kümmert man sich um die psychischen, sozialen und finanziellen Probleme der Patientin. Nach sechs Wochen wird sie in deutlich gebessertem Zustand entlassen. Die Kombination mehrerer Therapieformen wie Psychotherapie, Ergotherapie oder Musiktherapie, die medikamentöse Einstellung sowie die Unterstützung durch einen Sozialdienst haben dafür gesorgt, dass sie sich viel besser fühlt und eine neue Perspektive für ihr Leben sieht.

In Deutschland eine Volkskrankheit

Jeder Mensch kennt Tage mit niedergedrückter Stimmung. Es muss sich nicht gleich so extrem entwickeln wie bei Christina. Oft vergeht ein solches Tief nach einigen Tagen wieder von selbst. Der Arzt spricht erst von einer Depression, wenn dieser Zustand über mehr als 14 Tage anhält. Aber Depression ist nicht gleich Depression. Sie kann sich bei jedem Menschen anders zeigen. Fachleute unterscheiden leichte, mittelschwere und schwere depressive Episoden. Insbesondere schwere Depressionen beeinträchtigen die Lebensqualität sehr stark. Die Betroffenen können sich dann kaum vorstellen, dass die depressive Episode jemals enden wird. Dies zeigt sich oft in großer Verzweiflung der Betroffenen. Die Dauer einer Episode variiert von wenigen Wochen bis hin zu mehreren Monaten. Jede depressive Episode klingt irgendwann ab.

Oft wird heute der Begriff Burnout mit Depression gleichgesetzt, wobei bei dem Begriff „Burnout" immer ein Bezug zu Überlastung am Arbeitsplatz besteht. Burnout ist allerdings keine Diagnose, sondern ein Zustand der Überforderung, der das Auftreten einer Depression begünstigen kann. Insbesondere in unserer Leistungs- gesellschaft wird der Begriff oft fälschlicherweise mit Depression gleichgesetzt. Dies hat zur Folge, dass an Depression erkrankten Menschen zuweilen unterstellt wird, sie seien nicht leistungsstark und disziplinierten sich nicht ausreichend. Um dieser Stigmatisie- rung der Betroffenen entgegenzuwirken, wäre es hilfreicher, statt Burnout den Begriff Depression zu verwenden. Das würde dazu beitragen, die erkrankten Menschen vorurteilsfrei zu betrachten, ganz gleich wodurch ihre Depression ausgelöst wurde.

Depressionen sind in Deutschland längst eine Volkskrankheit. Wie das Robert Koch-Institut ermittelt hat, sind statistisch gesehen in den letzten 12 Monaten 11 Prozent der 18- bis 65-Jährigen

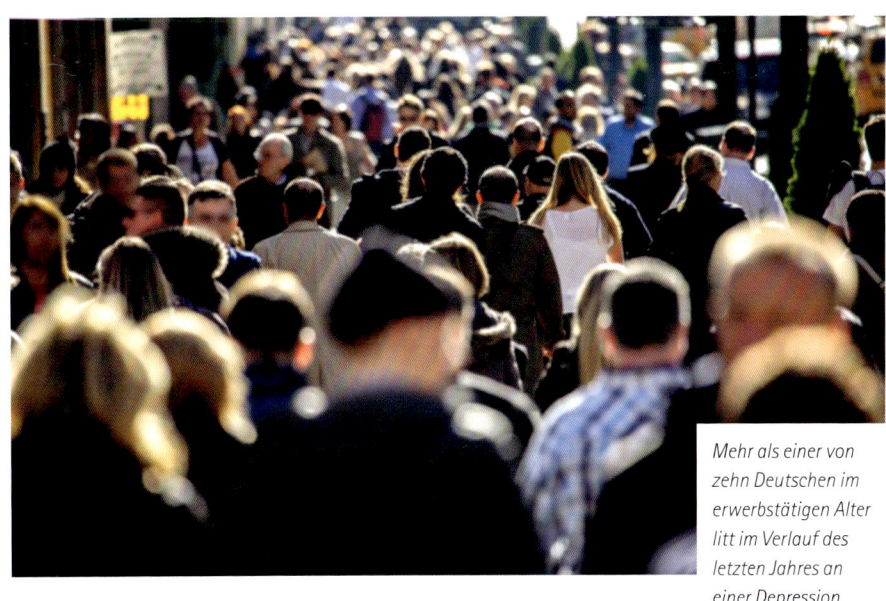

Mehr als einer von zehn Deutschen im erwerbstätigen Alter litt im Verlauf des letzten Jahres an einer Depression.

an einer Depression erkrankt. Das entspricht zwischen 5 und 6 Millionen Menschen in diesem Altersbereich. Depressive Episoden im Rahmen bipolarer Erkankungen sind in dieser Schätzung nicht eingeschlossen.

Weltweit leiden Schätzungen der Weltgesundheitsorganisation (WHO) zufolge inzwischen etwa 350 Millionen Menschen an einer Depression. Bis zum Jahr 2020 werden Depressionen oder affektive Erkrankungen laut WHO weltweit die zweithäufigste Volkskrankheit sein. In den letzten 20 Jahren ist die Häufigkeit stark angestiegen, zwischen 2000 und 2010 alleine um 183 Prozent, wobei nicht die Erkrankung selbst, sondern die korrekte Diagnosestellung zugenommen hat. Früher wurden aus falschem Schutzbedürfnis den Patienten gegenüber vor allem körperliche Diagnosen gestellt, was nicht zu einer Entstigmatisierung depressiver Erkrankungen beitrug. Heute werden unter anderem durch verbesserte Ausbildung von Hausärzten depressive Erkrankungen eher korrekt diagnostiziert.

Depressionen werden heute besser erkannt und schneller behandelt als noch vor 20 Jahren.

Depressionen gehören mittlerweile zu den häufigsten Ursachen für Krankschreibungen und Frühberentungen. Mehr als ein Drittel der Patienten ist chronisch erkrankt, das heißt, die depressiven Episoden sind bereits mehr als einmal aufgetreten.

Bei Frauen steigt durch hormonelle Veränderungen insbesondere nach der Geburt und in den Wechseljahren das Risiko für Depressionen. Die Depression nach der Entbindung, fachsprachlich postpartale Depression, stellt die häufigste Erkrankung von Frauen im gebärfähigen Alter dar. Davon zu unterscheiden ist der sogenannte „Baby Blues", der durch starke Stimmungsschwankungen, Niedergeschlagenheit und Traurigkeit geprägt ist. Der Volksmund bezeichnet das auch als „Heultage". Es handelt sich um eine bei mehr als 70 Prozent der Frauen innerhalb weniger Tage nach der Geburt auftretende Reaktion auf den raschen

Hormonabfall nach der Entbindung. In der Regel ist dieser Zustand rasch rückläufig, bei Fortbestehen kann er jedoch in eine postpartale Depression münden.

Psychische Erkrankungen galten lange als dämonischer Fluch oder Besessenheit vom Teufel. Entsprechend wurde zunächst versucht, diese Flüche durch Priester oder Schamanen zu beenden. Sinnlose Exorzismus-Riten wurden durchgeführt oder auch Heilgesänge angewendet. Die Wende kam erst im 20. Jahrhundert. Vorangegangen waren einige wichtige medizinische Errungenschaften, die zu einem besseren Verständnis der Körperfunktionen geführt hatten.

Die stationären Behandlungsoptionen bei psychischen Erkrankungen bestanden noch bis in die 1950er-Jahre hinein aus kalten Bädern, Schlaf- und Insulinkuren. Auch die Elektrokrampftherapie fand damals schon ihren Einsatz, allerdings ohne die schonende Muskelrelaxierung und Narkoseunterstützung, weswegen die sehr wirksame Methode rasch als „Foltermethode" in Verruf kam. Missbrauch während des nationalsozialistischen Regimes führte zu weiterer Stigmatisierung dieser durchaus sinnvollen Therapiemethode. Noch heute findet sie unter entsprechenden Sicherheitsvorkehrungen bei therapieresistenten Depressionen ihren berechtigten Einsatz. Eine weitere Therapieform, die Psychoanalyse, wurde von Sigmund Freud Ende des 19. Jahrhunderts eingeführt. Daraus entwickelten sich später weitere Psychotherapie-Formen, zum Beispiel die Verhaltenstherapie.

Erst durch naturwissenschaftliche Erkenntnisse in den 1950er Jahren konnte eine medikamentöse Behandlung gegen Depressionen entwickelt werden: die Antidepressiva.

Durch Zufall entdeckte man 1951, dass das Tuberkulose-Medikament Iproniazid antidepressive Wirkung hat. Man erkannte jedoch schnell nach Markteinführung 1958, dass schwerwiegende Nebenwirkungen auftreten können, wenn die Patienten Nahrung, die viel Tyramin enthält, zum Beispiel überreifen Käse, geräucherte Fleisch- und Wurstwaren oder Rotwein, zu sich nahmen. Ähnliche Nebenwirkungen treten auch bei dem noch heute eingesetzten Tranylcypromin ein, das ein botenstoffabbauendes Enzym blockiert, die sogenannte Monoaminooxidase.

Das erste Antidepressivum Imipramin war ebenfalls ein Zufallsfund. Man war in den 1940er-Jahren eigentlich auf der Suche nach einem schlaffördernden Medikament, als man die stimmungsaufhellende Wirkung des Imipramins feststellte. Es kam 1958 auf den Markt und war das erste Antidepressivum. Durch medizinische Forschungsergebnisse versuchte man zu verstehen, was bei Depressionen im Gehirn abläuft. 1969 wurde die Monoamin-Mangel-Hypothese erstmals von Lapin und Oxenkrug vorgestellt. Sie postulierten, dass es zu den depressiven Symptomen hauptsächlich durch einen Mangel eines Botenstoffs komme, über den sich die Nervenzellen im Gehirn miteinander verständigen, des Serotonins. Aufgrund dieser nach wie vor gültigen Hypothese entwickelte man die sogenannten Serotonin-Wiederaufnahmehemmer, die bis heute zu den am häufigsten verordneten Antidepressiva in Deutschland gehören. Als erster Vertreter dieser Gruppe kam das Fluoxetin im Jahre 1988 auf den amerikanischen Markt. Dort begann eine gesellschaftliche Diskussion bei der sich zwei Lager bildeten: Die einen verfluchten es, die anderen bezeichneten es als einen Segen, ein wahres Wundermedikament. Auch heute findet man diese Lager noch, wenn man sich umhört, beziehungsweise im Internet darüber liest.

Bei Depressiven Menschen fehlt der Botenstoff Serotonin, ähnlich wie bei Menschen mit einer Schilddrüsenerkrankung L-Thyroxin fehlt.

Psychopharmaka genießen teilweise einen schlechten Ruf. Die Meinung „man müsse sich nur zusammenreißen, dann gehe die Depression auch wieder weg" hält sich eisern. Dies liegt vor allem an der immer noch vorherrschenden Stigmatisierung von psychisch erkrankten Menschen. Das Bild von psychischen Erkrankungen ist stark von Hollywood und den Medien geprägt. Statt zu zeigen, wie jedermann und jede Frau depressiv werden kann, werden aus psychisch kranken Menschen nur allzu häufig

„Psychopathen" in Kriminalfilmen gemacht. Psychische Erkrankungen sind nicht leicht zu verstehen oder gar nachzuvollziehen,
wenn man nicht selbst betroffen ist. Dieses Unbekannte macht
vielen Menschen Angst. Aber wer käme schon auf die Idee,
einem Menschen zu sagen, er müsse sich nur richtig zusammenreißen, damit die Erkrankung vergeht, wenn es sich um eine
Stoffwechselerkrankung wie Diabetes oder Schilddrüsenunter-
funktion handelte, die eine Medikamenteneinnahme erfordert?

Hinzu kommt ein weiterer negativ bewerteter Faktor: Psychopharmaka gingen gerade in den Anfängen ihrer Entwicklung mit
starken Nebenwirkungen einher. Viele Patienten wurden sehr
müde und verlangsamt. Obgleich dies bei modernen Antidepressiva extrem selten vorkommt und zum Absetzen führen würde,
hält sich dieses negative Bild von einem völlig ruhiggestellten
Menschen, der Antidepressiva einnimmt, sehr eisern.

Andererseits werden Antidepressiva auch als unwirksam bezeichnet, da der gewünschte Effekt ausbleibt, wenn zur Behandlung
ausschließlich Medikamente zum Einsatz kommen. Der Mythos,
man müsse nur Pillen schlucken und alles wird wieder gut,
erweist sich hier als falsch. Bei schweren Depressionen geht es
neben der Arzneimitteltherapie mit Psychopharmaka nicht ohne
Psychotherapie, mehr Bewegung und oftmals grundlegende
Veränderungen im Leben des Betroffenen, um die Symptomatik
zu bessern. Fehlen diese begleitenden Therapieformen, lassen
sich die Symptome nur begrenzt zurückdrängen und eine umfassende Remission im Sinne einer Genesung ist auf diesem Wege
kaum zu erreichen. Im Gegenteil: Es besteht ein hohes Risiko,
dass die Depression nach Absetzen der Arzneimittel unmittelbar
wieder beginnt. All diese Erfahrungen haben über die Jahrzehnte
zu einer ungerechtfertigt schlechten Bewertung der Antidepressiva geführt.

> *Die ab 1988
> entwickelten
> Antidepressiva sind
> gut verträglich und
> führen häufig nur
> in den ersten Tagen
> zu unerwünschten
> Wirkungen.*

Wie Depressionen entstehen

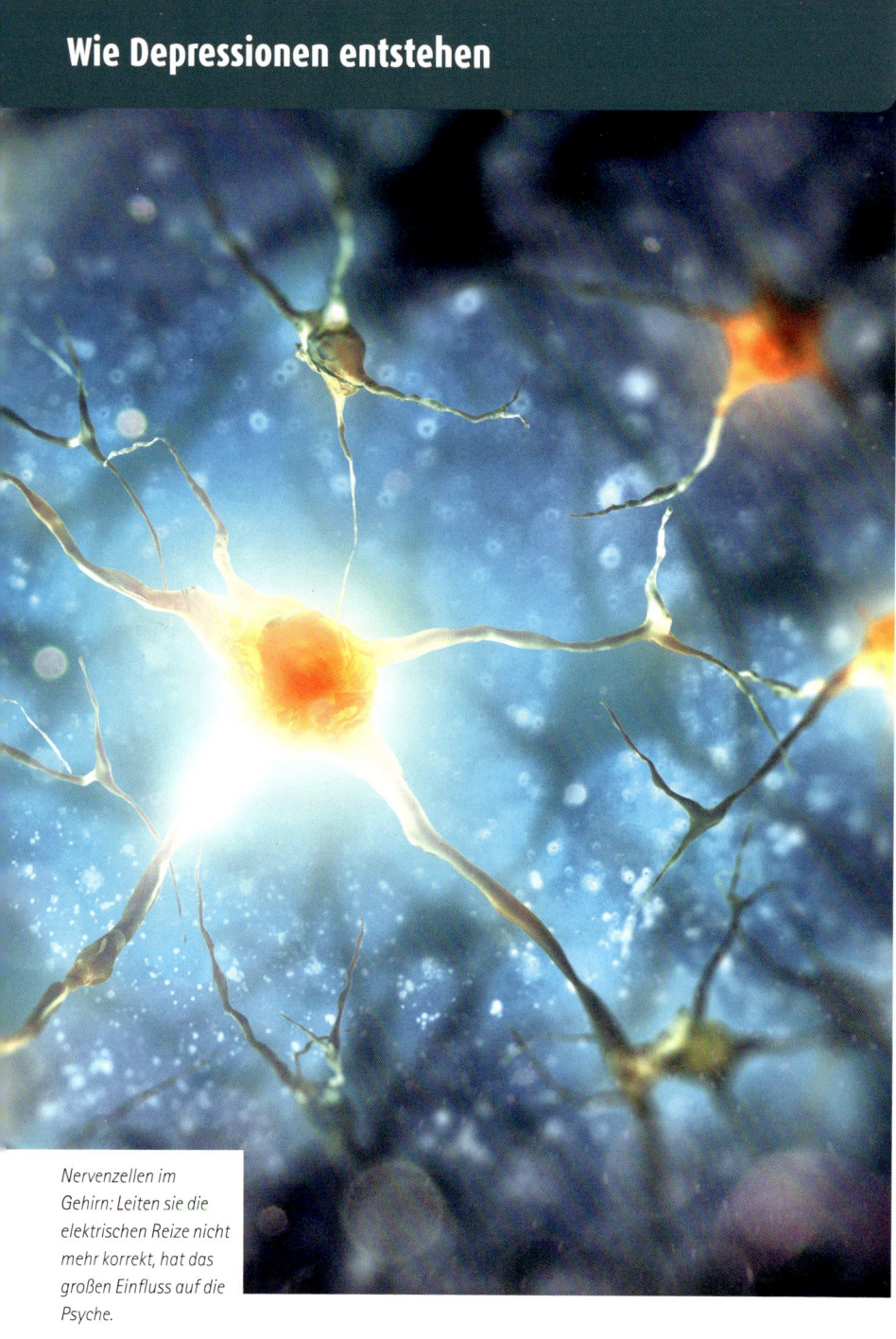

Nervenzellen im Gehirn: Leiten sie die elektrischen Reize nicht mehr korrekt, hat das großen Einfluss auf die Psyche.

Kaum ein Unterschied zu körperlichen Erkrankungen

Wie bei Bluthochdruck, Diabetes und anderen chronischen Erkrankungen sind auch bei einer Depression sowohl erbliche als auch Umgebungsfaktoren an der Entstehung beteiligt. Treffen mehrere Faktoren aufeinander, so kann theoretisch jeder Mensch mit einer bestimmten Konstellation aus genetischer Veranlagung und belastenden Lebensereignissen eine depressive Erkrankung erleiden. Durch die Errungenschaften der Wissenschaft lässt sich heute feststellen, dass eine körperliche Erkrankung sich kaum von einer psychischen Erkrankung unterscheidet. Es kommt zu einer Stoffwechselstörung des Gehirns, die durchaus mit Diabetes verglichen werden kann. So wie der Diabetiker das Insulin oder Zuckertabletten benötigt, um den Blutzuckerspiegel zu regulieren, so kann man bei Depressionen Antidepressiva einsetzen, um den Stoffwechsel des Gehirns zu normalisieren. Auch wenn keine Heilung möglich ist, so kann man mit psychischen Erkrankungen genauso wie mit chronischen körperlichen Erkrankungen gut leben. Man muss die Krankheit akzeptieren, auf sich achten und für sich sorgen, damit sich die Erkrankung nicht verschlechtert oder wieder zum Ausbruch kommt.

Man geht heute davon aus, dass eine Depression aufgrund von drei zusammentreffenden Faktoren entsteht:

Bei chronischen Depressionen kann man durch einen regelmäßigen Tagesablauf, ausreichend Schlaf, regelmäßige Bewegung und regelmäßige Sozialkontakte dafür sorgen, dass das Risiko einer erneuten depressiven Episode gering bleibt.

1. Vererbte Anfälligkeit

Es wurden schon mehrere Gene identifiziert, die in bestimmten Konstellationen das Risiko erhöhen, an einer Depression zu erkranken, wenn weitere Faktoren wie belastende Lebensereignisse hinzukommen. Das heißt, die Gene alleine lösen keine Depression aus. Aufgrund der genetischen Einflussfaktoren kommt es aber zu familiären Häufungen.

2. Familiäre Prägungen

Von unseren Eltern und später auch von unserem Bekanntenkreis erlernen wir, wie wir mit Stress umgehen können. Durch ein nicht wertschätzendes Umfeld können Glaubenssätze wie „ich bin nichts wert" oder „keiner liebt mich" entstehen. Diese Glaubenssätze und das damit verbundene niedrige Selbstwertgefühl können dazu führen, dass das Risiko für eine depressive Episode steigt.

3. Umweltfaktoren wie belastende Lebensereignisse, Stress, schwere Krankheit

Auch bei einer längerfristigen Einnahme von Kortison als Tabletten (z.B. Prednisolon, Hydrocortison) kann es zu depressiven Symptomen kommen.

Eine depressive Erkrankung tritt erstmalig meist nach einschneidenden Lebensereignissen wie Trennung, Verlust des Arbeitsplatzes, Tod eines geliebten Menschen oder schwerer Erkrankung auf. Auch lang anhaltender Stress kann dazu führen. Der Stress führt zur Ausschüttung von Kortisol, unserem körpereigenen Stresshormon. Es befähigt uns kurzfristig, leistungsfähiger zu sein. Das Stresshormon stellt Energiereserven bereit, erhöht die Durchblutung durch Anstieg des Blutdrucks und macht uns wacher. Kurzfristig mag dies eine sinnvolle Reaktion des Körpers sein. Hält der Stress jedoch länger an, so hat das Stresshormon negative Auswirkungen: Diabetes, Bluthochdruck, Schlafstörungen und Depressionen sind die Folge.

Wie führt das Stresshormon Kortisol zu einer Depression? Die Gehirnregion, die für Gefühle, Konzentration und Gedächtnis verantwortlich ist, reagiert sehr sensibel auf das Stresshormon. Die Gehirnzellen verlieren ihre Verästelungen und Verbindungen, mit denen sie mit anderen Gehirnzellen in Kontakt stehen. Dies kann man sich ähnlich vorstellen wie bei einem Baum, der im Sturm alle Äste verliert. Dieser Vorgang kann durch eine erfolgreiche Behandlung der Depression wieder rückgängig gemacht werden.

Schwangerschaft, Alter, Drogenkonsum – häufige Auslöser

Durch hormonelle Veränderungen oder auch einen Eingriff in die Kommunikation zwischen den Gehirnzellen durch längerfristige Einnahme von Drogen (insbesondere Amphetamine, Kokain, Cannabis) und anderen Suchtmitteln, zum Beispiel Alkohol, kann eine Depression entstehen.

Die weiblichen Hormone wie das Östrogen haben einen direkten Einfluss auf die Botenstoffe im Gehirn, die unsere Gefühle aber auch Antrieb, Motivation und Konzentration steuern. Dies kann zu zyklusabhängigen Verstimmungen führen (Prämenstruelles Syndrom, kurz PMS genannt), aber auch zu Depressionen nach der Entbindung beziehungsweise in den Wechseljahren, wenn die Östrogenkonzentration plötzlich sinkt. Auch bei Männern gibt es Hinweise, dass durch die verminderte Konzentration des männlichen Sexualhormons eine Depression entstehen kann.

Drogen und Alkohol greifen in den Botenstoffwechsel des Gehirns ein und führen bei regelmäßigem Konsum langfristig zu einem Mangel an Botenstoffen – depressive Symptome entstehen, aber auch psychotische Erkrankungen können ausgelöst werden.

An Depressionen Erkrankte verzichten am besten auf Suchtmittel wie Alkohol oder Drogen, da diese die Erkrankung verschlechtern können.

Im höheren Lebensalter treten Depressionen häufig durch Vereinsamung auf, zum Beispiel nach Eintritt in den Ruhestand oder nach Tod des Ehepartners. Rund 17 Prozent der älteren Menschen über 75 Jahren sind von einer Depression betroffen. Bei Frauen wird die Depression im höheren Lebensalter durch die hormonelle Veränderung begünstigt. Depressionen im höheren Lebensalter sind oft etwas langwieriger im Verlauf.

Depressive Erkrankungen werden also durch genetische Faktoren und Prägungen begünstigt, treten aber erst bei Hinzukommen von ungünstigen Umweltfaktoren oder bestimmten Auslösern auf. Das Stresshormon Kortisol führt dazu, dass die Gehirnregion, die unter anderem für die Emotionsregulation zuständig ist, nicht mehr ihre Aufgaben wahrnehmen kann – depressive Symptome wie niedergedrückte Stimmung, Antriebslosigkeit, Freudlosigkeit und Interessenverlust sind die Folge.

Bei einer Depression kommt es zur „Funkstille" zwischen einigen Gehirnregionen, welche mit Antidepressiva wieder aufgehoben werden kann.

Was sich bei einer Depression im Gehirn verändert

Normalweise kommunizieren unsere 100 Milliarden Gehirnzellen die ganze Zeit miteinander. Bei einer Depression kommt es zu einer verminderten Kommunikation – es herrscht vereinfacht gesagt „Funkstille" in einigen Gehirnregionen. Wie entsteht aber nun diese Funkstille?

Die Weiterleitung von Informationen zwischen Nervenzellen funktioniert immer gleich, egal ob es sich um Nervenzellen unserer Fingerkuppen, die uns einen Schmerz melden, wenn wir die heiße Herdplatte berühren, oder um Nervenzellen unseres Gehirns handelt. Zunächst wird die Information durch elektrischen Strom – natürlich ganz schwachen Strom – vermittelt, jedoch so, dass er messbar ist, zum Beispiel bei neurologischen Untersuchungen wie dem EEG. Dies kann man sich vorstellen, wie das Festnetztelefon, welches fest in die Buchse eingesteckt sein muss, weil es auch hier über Strom zu einer Übermittlung der Information kommt. Will nun die Gehirnzelle die Information an eine andere Gehirnzelle weitergeben, so muss das elektrische Signal in ein Funksignal umgewandelt werden, analog einem Telefonat mit dem Handy, bei dem Funksignale ausgesendet werden. Die nachfolgende Gehirnzelle hat spezielle Antennen, die diese Signale auffangen können. Kommt ein Signal an, so wird diese Information wieder mittels elektrischen Stroms weitergeleitet. Bei einer Depression mangelt es an Funksignalen. Die Information wird daher nicht mehr an verknüpfte Gehirnzellen weitergeleitet. Es tritt „Funkstille" ein. Antidepressiva heben diese Funkstille auf, und die Gehirnzellen können wieder miteinander kommunizieren.

Reizleitung zwischen Nervenzellen im Gehirn

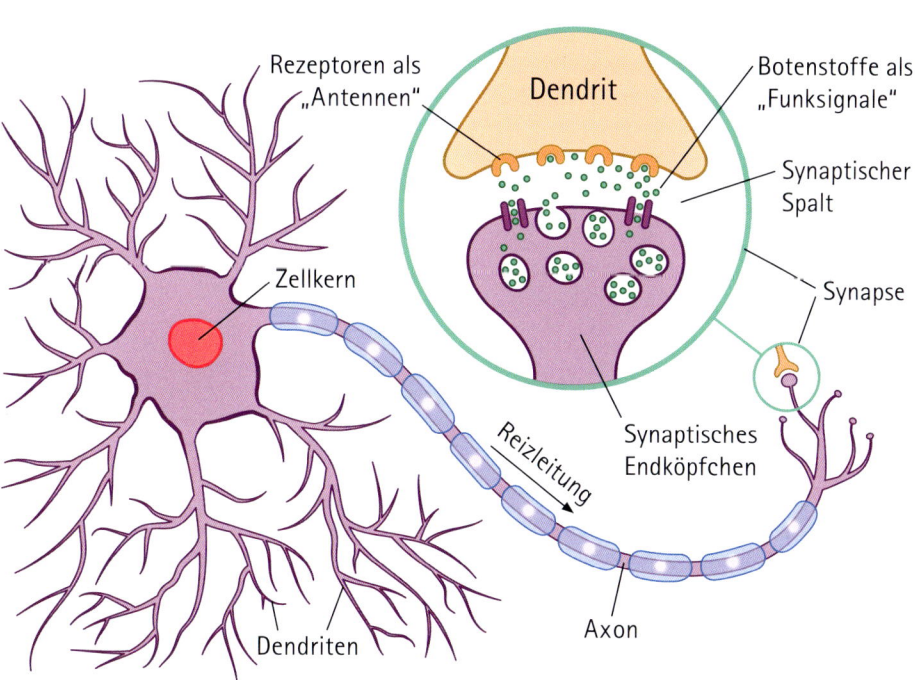

Rezeptoren als „Antennen"

Dendrit

Botenstoffe als „Funksignale"

Synaptischer Spalt

Zellkern

Synapse

Reizleitung

Synaptisches Endköpfchen

Dendriten

Axon

Die Informationen werden mittels Botenstoffen von einer Nervenzelle zur nächsten übertragen. Bei einer Depression kommen zu wenig dieser Funksignale bei den Rezeptoren der nachgeschalteten Zelle an.

Zur Vertiefung:

Neurobiologisch kommt es bei der Depression zu einem Mangel an sogenannten Botenstoffen – Stoffe, die für den Informationsaustausch zwischen den Gehirnzellen nötig sind. Drei wesentliche Botenstoffe spielen bei der Entstehung von Depressionen eine Rolle:

- Serotonin
- Noradrenalin
- Dopamin

Man weiß heute, dass dieser Mangel an Botenstoffen nicht etwa durch zu wenig Nährstoffe verursacht wird, sondern durch einen beschleunigten Abbau der Botenstoffe durch das Enzym Monoamin-Oxidase (MAO). Dieses Enzym wird bei depressiven Patienten in höherer Konzentration gebildet. Man geht von einer Gen-Umwelt-Wechselwirkung aus. Das Gen für die Monoaminoxidase wird häufiger abgelesen und dadurch mehr MAO-Enzyme vom Körper gebildet.

Dabei wirkt sich das Fehlen der Botenstoffe unterschiedlich auf die Stimmung aus:

- Ein Mangel an Serotonin drückt insbesondere die Stimmung und macht traurig.
- Zu wenig Noradrenalin führt vorwiegend zu Antriebslosigkeit und Angst.
- Das Fehlen von Dopamin verursacht vielfach Interessenlosigkeit, Motivationslosigkeit und stört Konzentration sowie das Gedächtnis.

Antidepressiva sorgen dafür, dass wieder ausreichend Botenstoffe vorhanden sind, damit die Gehirnzellen miteinander kommunizieren können.

Psychopharmaka gleichen den Mangel- bzw. Überschuss an Botenstoffen aus und führen so zur Reduktion von Erkrankungssymptomen.

Manche Ärzte und Heilpraktiker bieten an, die Konzentrationen der Botenstoffe im Blut zu messen. Die Kosten muss der Patient selbst tragen, da die Krankenkassen derartige Untersuchungen nicht bezahlen. Das ist durchaus begründet, denn diese Messung ist nicht sinnvoll. Die Botenstoffe werden im Blut und separat davon auch im Gehirn gebildet. Es kommt jedoch zu keinem Austausch dieser Botenstoffe. Die Blut-Hirn-Schranke, eine Einrichtung der Natur, sorgt dafür, dass nicht alle Stoffe aus dem Körper ungehindert in das Gehirn eindringen. Die Konzentration der Botenstoffe im Blut sagt daher nichts über die Konzentration der Botenstoffe im Gehirn aus. Von derartigen Untersuchungen raten Fachleute deshalb ab.

Andere psychische Erkrankungen entstehen ebenfalls durch ein Ungleichgewicht der Botenstoffe des Gehirns. Bei der Schizophrenie etwa kommt es in einer Gehirnregion, der sogenannten mesolimbischen Bahn, zu einem Überschuss an Dopamin, was zu einer wahnhaften Symptomatik führen kann: zum Beispiel Verfolgungswahn, Liebeswahn und Halluzinationen (wie Stimmenhören). In einer anderen Region des Gehirns, der mesokortikalen Bahn, kommt es durch einen Mangel an Dopamin jedoch zu der sogenannten Negativsymptomatik wie Antriebslosigkeit, verminderte Konzentration, Gefühlsleere. Bei der Bipolaren Erkrankung findet ein episodenartiger Wechsel zwischen Überschuss und Mangel an verschiedensten Botenstoffen statt, sodass die Stimmung zwischen depressiv und manisch schwankt. In manischen Phasen herrschen ein gesteigerter Antrieb, übermäßig gute Laune, Redseligkeit und Gereiztheit vor. Auch bei ADHS (Aufmerksamkeitsdefizit-Hyperaktivitäts-Störung) kommt es zu einem Ungleichgewicht an Botenstoffen, das zum Beispiel mit dem Wirkstoff Methylphenidat normalisiert werden kann.

Verlauf von depressiven Erkrankungen

Über die Lebensspanne betrachtet, kommt es bei 50 Prozent der Menschen nach der Ersterkrankung zu mindestens einer weiteren depressiven Episode. Eine andere Untersuchung geht davon aus, dass 20 bis 30 Prozent der depressiven Erkrankungen nur einmalig, jedoch 70 bis 80 Prozent wiederkehrend verlaufen. Man unterscheidet sogenannte unipolare Depressionen, bei denen es ausschließlich zu depressiven Episoden kommt, von bipolaren Depressionen. Bei diesen treten im Verlauf zusätzlich hypomanische oder manische Episoden auf.

Hypomanische Episoden sind durch folgende Symptome gekennzeichnet: anhaltende, leicht gehobene Stimmung, gesteigerten Antrieb und Aktivität und in der Regel ein auffallendes Gefühl von Wohlbefinden und körperlicher sowie seelischer Leistungsfähigkeit. Gesteigerte Geselligkeit, Gesprächigkeit, übermäßige Vertraulichkeit, gesteigerte Libido und vermindertes Schlafbedürfnis sind häufig vorhanden, aber nicht in dem Ausmaß, dass sie zu einem Abbruch der Berufstätigkeit oder zu sozialer Ablehnung führen. Reizbarkeit, Selbstüberschätzung und flegelhaftes Verhalten können an die Stelle der häufigen euphorischen Geselligkeit treten.

Bei der manischen Episode kommt es zu einer Steigerung, die sich in folgenden Symptomen äußert: Die Stimmung ist in einer der Situation nicht angemessenen Weise gehoben und kann zwischen sorgloser Heiterkeit und fast unkontrollierbarer Erregung schwanken. Die gehobene Stimmung ist mit vermehrtem Antrieb verbunden, dies führt zu Überaktivität, Rededrang und vermindertem Schlafbedürfnis. Die Patienten sind nicht aufmerksam und leicht ablenkbar. Ihre Selbsteinschätzung ist mit Größenideen oder übertriebenem Optimismus häufig weit überhöht. Der Verlust normaler sozialer Hemmungen kann zu einem leichtsinnigen, rücksichtslosen oder in Bezug auf die Umstände unpassenden und persönlichkeitsfremden Verhalten führen. Häufig entstehen zusätzlich psychotische Symptome wie Größenwahn, das Denken ist zerfahren und assoziativ gelockert, das Verhalten desorganisiert.

Bei unipolaren Depressionen werden im Mittel vier bis sechs Episoden beobachtet. In einer deutschen Studie waren fünf Jahre nach der Erkrankung 42 Prozent der unipolar depressiv Erkrankten, aber nur 30 Prozent der bipolaren Patienten rückfallfrei. Die Wahrscheinlichkeit, einen Rückfall zu erleiden, erhöht sich nach zweimaliger Erkrankung auf 70 Prozent und liegt nach der dritten Episode bei 90 Prozent.

In Jahresintervallen betrachtet liegt das Rückfallrisiko abhängig von der Art der Behandlung, nach dem ersten Jahr bei 30 bis 40 Prozent. Nach dem zweiten Jahr beträgt die Rückfallwahrscheinlichkeit 40 bis 50 Prozent.

Zusammenfassend lässt sich feststellen, dass das Risiko für eine erneute depressive Episode steigt, je länger der Beobachtungszeitraum ist. Das Rückfallrisiko wird aber auch geringer, je länger der Patient rückfallfrei bleibt. Hinsichtlich des wiederkehrenden Verlaufs bestehen jedoch Unterschiede von Patient zu Patient. Bei manchen sind die depressiven Episoden durch jahrelange gesunde Phasen getrennt, andere erleben eine Häufung depressiver Episoden. Mit zunehmendem Alter steigt das Risiko für depressive Episoden.

Depressionen bei Schwangeren und jungen Müttern

Durch den veränderten Hormonhaushalt während und nach der Schwangerschaft ist das Risiko, depressiv zu erkranken, deutlich erhöht. Man geht heute davon aus, dass jede vierte Frau davon betroffen ist. Die klassische postpartale Depression, also Depression nach der Geburt, ist zu unterscheiden von der Depression, die bereits vor und während der Schwangerschaft besteht.

Frauen, die bereits vor der Schwangerschaft eine depressive Episode gehabt haben, haben ein deutlich erhöhtes Risiko, nach der Geburt erneut an einer Depression zu erkranken. Eine Schwangerschaft sollte in diesem Fall gut geplant werden.

In jedem Einzelfall muss sorgfältig geprüft werden, ob eine Medikation in der Schwangerschaft eingesetzt werden kann. Bei Auftreten einer schweren Depression gilt es, das Risiko für eine Fehlbildung oder Anpassungsstörung beim Kind gegen das Wohl der Mutter abzuwägen. Darüber hinaus kann sich auch der Stress der Mutter, deren Depression unbehandelt bleibt, negativ auf das ungeborene Kind auswirken.

Das abrupte Absetzen der Medikation kann bei der Mutter eine Destabilisierung des psychischen Zustands auslösen.

Eine Untersuchung der Krankenkasse Barmer GEK mit den Daten von 2724 Versicherten, die im Jahr 2012 ein Kind zur Welt brachten, zeigt: mit Beginn der Schwangerschaft setzte nur noch jede zweite Frau die antidepressive Therapie fort, im letzten Trimenon weniger als jede dritte.

Grund für einen Therapieabbruch ist in der Regel die Angst vor Fehlbildungen und Schädigungen beim Kind. Zu bedenken ist allerdings, dass ungeplante Schwangerschaften in der Regel erst nach fünf bis sechs Wochen erkannt werden, nachdem das erste Trimenon bereits zur Hälfte vorüber ist. Ein Absetzen zu dieser Zeit bietet jedoch keine Garantie, dass es nicht bereits zu einer Störung der Organentwicklung gekommen ist.

Risiken für die fetale Entwicklung unterscheiden sich stark je nach Wirkstoff, so dass eine individuelle Betrachtung erfolgen sollte. Mütter mit unbehandelten Depressionen scheinen mehr Fehl- und Frühgeburten zu haben, außerdem wird über Wachstums- und Entwicklungsverzögerungen bis hin zu Verhaltensauffälligkeiten des Kindes berichtet. Die werdende Mutter sollte daher unbedingt Rücksprache mit ihrem Gynäkologen und

Psychiater halten, um eine individuelle Nutzen-Risiko-Abwägung durchzuführen. Die Rückfallquote bei Absetzen kurz vor der Empfängnis (also bei Kinderwunsch, geplanter Schwangerschaft) beträgt 68 Prozent. Die Hälfte davon hat den Rückfall bereits im ersten Trimenon, 90 Prozent bis zum Ende des zweiten Trimenons. 60 Prozent der Frauen, die vor der Schwangerschaft abgesetzt haben, müssen aufgrund der Schwere der Depression in der Schwangerschaft erneut Antidepressiva einnehmen. Auch während der Stillzeit ist eine medikamentöse Behandlung unter strengen Nutzen-Risiko-Abwägungen möglich.

Informationen zum Umgang mit Antidepressiva in der Schwangerschaft und während der Stillzeit findet man auf der Website www.embryotox.de

Es ist bei einer Depression in der Schwangerschaft besonders wichtig, ein unterstützendes Umfeld zu haben. Für die werdenden Mütter beziehungsweise die gerade gewordenen Mütter ist eine Depression in dieser Zeit besonders schwer, erwartet doch das gesamte Umfeld, dass man sich über die Schwangerschaft beziehungsweise das neu geborene Baby freut. Bei der jungen Mutter kommen oft erhebliche Selbstzweifel auf, warum sie die

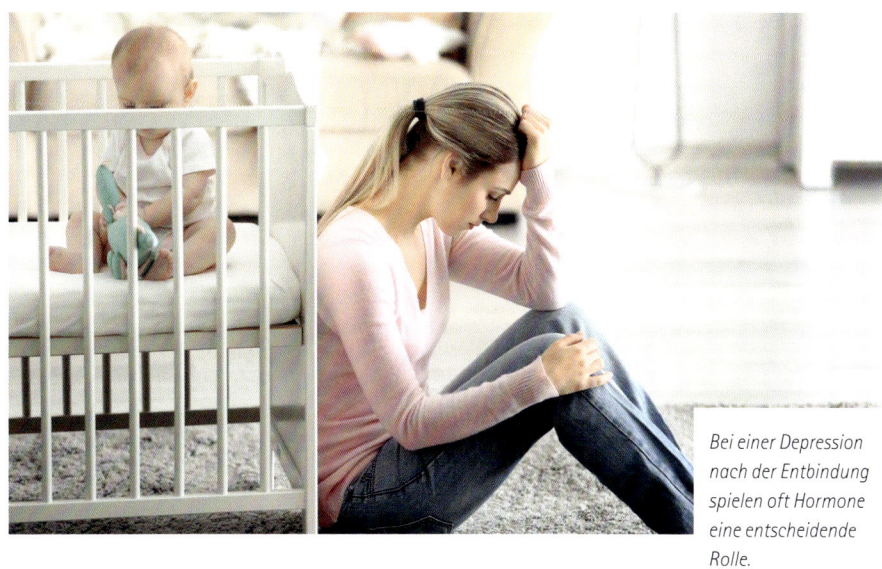

Bei einer Depression nach der Entbindung spielen oft Hormone eine entscheidende Rolle.

Liebe für das Kind nicht spüren kann, wo doch Freunde, Verwandte und Bekannte ihre Liebe gegenüber dem Kind zeigen können.

Folgende Anzeigen können auf eine postpartale Depression hindeuten:

Sie fühlen sich
- die meiste Zeit elend, insbesondere morgens und abends,
- schuldig,
- gereizt; fahren Ihren Partner und Ihre Kinder leicht an,
- weinerlich,
- immer erschöpft, können aber nicht schlafen,
- überfordert,
- sehr in Sorge um Ihr Baby und suchen permanent Bestätigung von Ärzten und anderen Experten, dass Ihr Kind gesund ist,
- übertrieben besorgt um Ihre eigene Gesundheit,
- ihr Baby Ihnen fremd ist,

Sie haben das Gefühl, dass
- das Leben nicht lebenswert ist und Sie nichts haben, worauf Sie sich freuen können,
- Sie nicht in der Lage sind, Spaß zu haben,
- Sie Ihren Sinn für Humor verloren haben,
- Sie unfähig sind, sich auf irgendetwas zu konzentrieren,
- ihr Baby Ihnen fremd ist,
- Sie keine Gefühle für Ihr Kind empfinden können,
- Sie das Kind nicht angemessen versorgen können,
- Sie für das Kind keine gute Mutter sind,
- Ihnen die Versorgung des Kindes zu viel wird.

Unter Umständen leiden Sie außerdem unter
- dem Verlust des Sexualtriebs,
- Energie- und Antriebslosigkeit,

- Gedächtnisproblemen,
- Schwierigkeiten, Entscheidungen zu treffen,
- Appetitlosigkeit oder Frust-Essen,
- Schlafstörungen einschließlich frühem Aufwachen am Morgen.

Bei Depressionen nach der Entbindung haben sich neben den Antidepressiva insbesondere auch Östrogene als wirksam erwiesen, da hier die Hormone zur Entstehung der Depression beitragen. In dieser Situation ist es ganz wichtig, schnell Hilfe zu organisieren, damit die Bindung zwischen Mutter und Kind nicht leidet. Es gibt spezialisierte Mutter/Kind-Stationen, die auch eine Aufnahme mit dem Kind ermöglichen, um trotz der Depression die Bindung zwischen Mutter und Kind zu fördern.

Partner/Mutter/Schwester/Bruder/Freund oder Freundin von einer Frau mit postpartaler Depression können wertvolle Hilfe leisten. Hier einige Hinweise:

Eine postpartale Depression erschwert der Mutter, eine Bindung zum Kind aufzubauen, und sollte daher schnell behandelt werden.

- Achten Sie darauf, dass sie ihre Medikamente wie vorgeschrieben einnimmt und zu ihren Therapiestunden geht.
- Wenn sie ungern Medikamente nehmen möchte, ermutigen Sie sie, mit ihrem Arzt über Alternativen zu sprechen.
- Gehen Sie mit ihr zum Arzt, wenn sie nicht gerne alleine gehen möchte oder sonst den Arzt gar nicht aufsuchen würde.
- Sagen Sie ihr nie „Reiß' Dich zusammen". Wenn sie das könnte, würde sie das tun.
- Helfen Sie im Haushalt und mit dem Baby, aber nehmen Sie ihr die Babypflege nicht ganz ab.
- Bleiben Sie bei ihr, wenn sie Angst hat, alleine zu sein.
- Erinnern Sie sie immer wieder, dass es ihr bald besser gehen wird.
- Konzentrieren Sie sich als ihr Partner auf sie als Frau oder Freundin, nicht als Mutter Ihres Kindes.

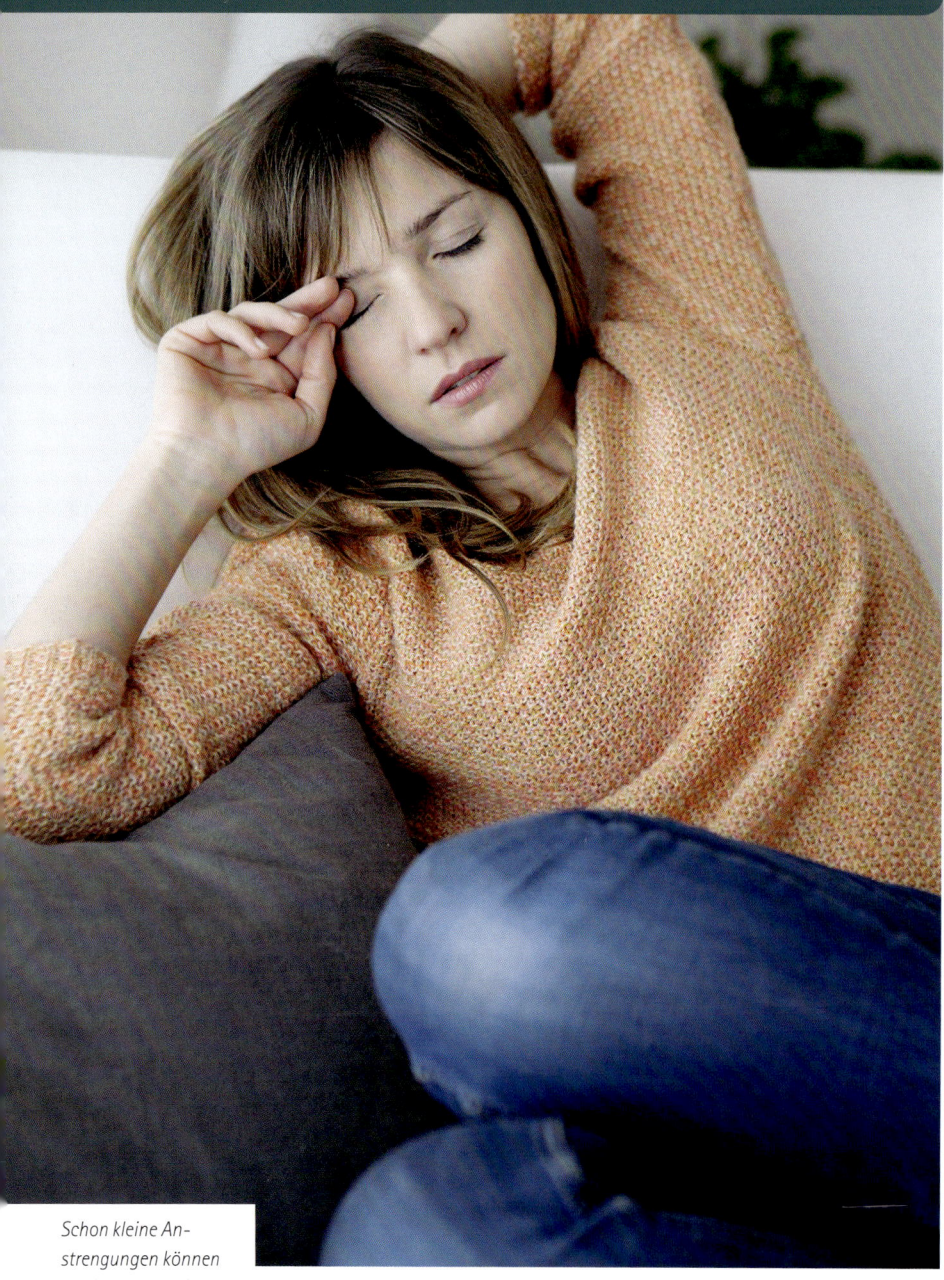

*Schon kleine An-
strengungen können
stark müde machen.*

Wie erkenne ich, ob ich eine depressive Erkrankung habe?

Patienten leiden an Symptomen wie gedrückter Stimmung und einer Verminderung von Antrieb und Aktivität. Die Fähigkeit zur Freude, Interesse und Konzentration sind ebenfalls vermindert. Ausgeprägte Müdigkeit kann nach jeder kleinsten Anstrengung auftreten. Der Schlaf ist meist gestört, der Appetit vermindert. Selbstwertgefühl und Selbstvertrauen sind fast immer beeinträchtigt. Sogar bei der leichten Form kommen Schuldgefühle oder Gedanken über eigene Wertlosigkeit vor. Die gedrückte Stimmung verändert sich von Tag zu Tag nur wenig, reagiert nicht auf Lebensumstände und kann von sogenannten „somatischen" Symptomen begleitet werden, wie frühem Erwachen, Morgentief, Unruhe, Appetitverlust, Gewichtsverlust und Libidoverlust.

Körperliche Beschwerden, die auf eine depressive Erkrankung hinweisen:

Depressionen können sich durch psychische und/oder körperliche Symptome äußern.

- allgemeine körperliche Abgeschlagenheit, Mattigkeit;
- Schlafstörungen (Ein- und Durchschlafstörungen);
- Appetitstörungen, Magendruck, Gewichtsverlust, Verstopfung, Durchfall;
- diffuser Kopfschmerz;
- Druckgefühl in Hals und Brust, Kloßgefühl im Hals;
- funktionelle Störungen von Herz und Kreislauf (z. B. Herzrasen, Herzstolpern, Ohnmachtsanfälle), Atmung (z. B. Atemnot), Magen und Darm;
- Schwindelgefühle, Flimmern vor den Augen, Sehstörungen;
- Muskelverspannungen, diffuse Schmerzen;
- Libidoverlust, Ausbleiben der Menstruation, Impotenz, sexuelle Funktionsstörungen;
- Gedächtnisstörungen.

Testen Sie sich

Beantworten Sie bitte folgende Fragen, wenn Sie die Vermutung haben, an einer Depression erkrankt zu sein:

Wie oft fühlten Sie sich im Verlauf der letzten zwei Wochen durch die folgenden Beschwerden beeinträchtigt?	Überhaupt nicht	An einzelnen Tagen	An mehr als der Hälfte der Tage	Beinahe jeden Tag
Wenig Interesse oder Freude an Ihren Tätigkeiten				
Niedergeschlagenheit, Schwermut oder Hoffnungslosigkeit				
Schwierigkeiten, ein- oder durchzuschlafen, oder vermehrter Schlaf				
Müdigkeit oder Gefühl, keine Energie zu haben				
Verminderter Appetit oder übermäßiges Bedürfnis zu essen				
Schlechte Meinung von sich selbst; Gefühl, ein Versager zu sein oder die Familie enttäuscht zu haben				
Schwierigkeiten, sich auf etwas zu konzentrieren, zum Beispiel beim Zeitunglesen oder Fernsehen				

Wie oft fühlten Sie sich im Verlauf der letzten zwei Wochen durch die folgenden Beschwerden beeinträchtigt?	Überhaupt nicht	An einzelnen Tagen	An mehr als der Hälfte der Tage	Beinahe jeden Tag
Waren Ihre Bewegungen oder Ihre Sprache so verlangsamt, dass es auch anderen auffallen würde? Oder waren Sie im Gegenteil „zappelig" oder ruhelos und hatten dadurch einen stärkeren Bewegungsdrang als sonst?				
Gedanken, dass Sie lieber tot wären oder sich Leid zufügen möchten				

Für jede Antwort geben Sie sich bitte folgende Punkte:

Überhaupt nicht = 0
An einzelnen Tagen = 1
An mehr als die Hälfte der Tage = 2
Beinahe jeden Tag = 3

Zählen Sie nun die Punkte aus allen Fragen zusammen.

Auswertung:

1 bis 4 Punkte   entsprechen einer minimalen depressiven Symptomatik
5 bis 9 Punkte   entsprechen einer milden depressiven Symptomatik
10 bis 14 Punkte entsprechen einer mittelgradigen depressiven Symptomatik
15 bis 27 Punkte entsprechen einer schweren depressiven Symptomatik

Fragebogen nach PHQ-9.
„Brief Patient Health Questionnaire" von B. Löwe, S. Zipfel und W. Herzog, Medizinische Universitätsklinik Heidelberg.

Die richtigen Anlaufstellen

Wenn Symptome länger als zwei Wochen vorhanden sind, beziehungsweise sich eventuell in diesem Zeitraum verschlechtert haben, ist es ratsam, einen Arzt aufzusuchen. Dort erhalten Sie weitere Hilfen. Je nach Schwere der Depression kann eine psychotherapeutische Behandlung, die Einnahme von Johanniskraut oder Antidepressiva ratsam sein. Dies entscheidet der Arzt gemeinsam mit Ihnen. Je länger die Depression unbehandelt bleibt, desto langwieriger und schwerer wird die Behandlung.

Halten depressive Symptome länger als zwei Wochen an, ist professionelle Hilfe wichtig.

Sollten sehr drängende und quälende Selbstmordgedanken auftreten, wenden Sie sich bitte sofort an eine der unter „Notfall" aufgeführten Telefonnummern im Kapitel „Wichtige Adressen", beziehungsweise umgehend an den Rettungsdienst.

Bei erstmaliger Depression ohne Selbstmordgedanken haben Sie folgende Möglichkeiten:

Hausarzt:
Menschen mit Depression wenden sich sehr oft zuerst an den Hausarzt. Er wird mit Ihnen ein Gespräch führen und gemeinsam über die Behandlung entscheiden. Falls nötig, wird er Sie an einen Spezialisten überweisen.

Psychiater oder Nervenarzt:
Dies ist ein Arzt, der sich auf die Diagnostik und die Behandlung von psychischen Erkrankungen spezialisiert hat. Die Wartezeiten auf einen Termin betragen meist mehrere Wochen oder Monate. In der Zwischenzeit können Psychiatrische Ambulanzen weiterhelfen. Depressive Symptome können bei unterschiedlichen psychischen Erkrankungen auftreten, zum Beispiel bei der bipolaren affektiven Erkrankung, bei psychotischen Erkrankungen, bei Suchterkrankungen, bei Persönlichkeitsstörungen. Zur genauen

Diagnostik ist es daher sinnvoll, einen Facharzt für Psychiatrie und Psychotherapie aufzusuchen.

Psychotherapeuten:
Dies sind Psychologen oder Ärzte, die eine spezielle jahrelange Ausbildung im Bereich Psychotherapie absolviert haben. Sie haben sich auf die Diagnostik von psychischen Erkrankungen und die Durchführung von Psychotherapie spezialisiert (siehe Kapitel „Weitere Behandlungsmethoden"). Eine ambulante Psychotherapie erfolgt meist erst nach einer Wartezeit von mehreren Monaten und nach Kostenbewilligung über die Krankenkasse. Sie sollten sich also so schnell wie möglich um einen Psychotherapeuten bemühen, wenn bei Ihnen eine Depression festgestellt wurde.

Um sich auf das Erstgespräch vorzubereiten, eignet sich eine kleine Checkliste, die unter www.weisse-liste.de heruntergeladen werden kann.

Da die Suche nach einem Therapeuten oft langwierig ist, lassen Sie sich möglichst frühzeitig auf die Wartelisten aufnehmen. Namenslisten erhalten Sie am einfachsten über Ihre Krankenkasse.

Diagnose

*Nur eine detail-
lierte Angabe aller
Symptome gegenüber
Ihrem Arzt erlaubt eine
präzise Diagnose.*

Wie der Arzt eine Depression feststellt

Psychiater stellen die Diagnose vor allem im direkten Gespräch nach den Diagnosekriterien der WHO (ICD-10) wie folgt:

Zu den Hauptsymptomen zählen:
1. gedrückte Stimmung,
2. Interessenverlust und Freudlosigkeit,
3. Antriebsmangel und erhöhte Ermüdbarkeit

Zudem können noch Nebensymptome auftreten. Dazu gehören verminderte Konzentration und Aufmerksamkeit, vermindertes Selbstwertgefühl und Selbstvertrauen, Gefühle von Schuld und Wertlosigkeit, negative pessimistische Zukunftsperspektiven, Suizidgedanken oder Suizidversuche, Schlafstörungen, verminderter Appetit.

Abhängig von Anzahl und Schwere der Symptome ist eine depressive Episode als leicht, mittelgradig oder schwer zu bezeichnen:

Es gibt noch keinen Blutwert, um eine Depression festzustellen. Die Diagnosestellung orientiert sich heute ausschließlich an den vom Patienten geschilderten Symptomen.

- ■ Von einer leichten Depression spricht der Arzt bei Vorliegen von zwei Haupt- und zwei Nebensymptomen.
- ■ Eine mittelgradige Depression besteht bei Auftreten von zwei Hauptsymptomen und drei bis vier Nebensymptomen.
- ■ Eine schwere Depression besteht bei drei Hauptsymptomen und mehr als vier Nebensymptomen.

Die Symptome müssen jeweils mehr als zwei Wochen vorhanden sein, um die Diagnose stellen zu können. Je nach Schweregrad gibt es unterschiedliche Empfehlungen für die Behandlung.

Wonach sich die Therapie richtet

Schweregrad	Leichte Depression	Mittelschwere Depression	Schwere Depression
Diagnose-kriterien nach ICD-10	2 Haupt-symptome, 2 Neben-symptome	2 Haupt-symptome, 3-4 Nebensym-ptome	3 Haupt-symptome, 4 Neben-symptome
Behandlungs-möglichkeiten	Psychotherapie, ggf. Johannis-kraut	Psychotherapie, ggf. Johannis-kraut, ggf. Anti-depressiva	Psychotherapie plus Anti-depressiva

Johanniskraut hat viele Wechselwir-kungen und sollte nur nach einem von Ihrem Arzt oder Apotheker durch-geführten Wech-selwirkungscheck eingenommen werden.

Wann werden Antidepressiva verordnet?

Je schwerer eine Depression ist, desto eher ist die Behandlung mit einem Antidepressivum hilfreich. Auch bei langanhaltenden Depressionen (mehr als zwei Jahre) sind Antidepressiva wirksam. Bei Menschen mit leichten Depressionen sind Antidepressiva weniger wirksam, können aber im Ausnahmefall sinnvoll sein, wenn es in der Vergangenheit bereits schwerere depressive Phasen gegeben hat oder Medikamente früher schon einmal geholfen haben.

Bei schweren Depressionen sollten Antidepressiva immer eingesetzt werden, auch um eine Chronifizierung der Erkran-kung zu verhindern. Antidepressiva schützen vor Rezidiven, also einem Wiederkehren der Erkrankung. Auch das Auftreten mehrerer depressiver Episoden innerhalb eines kurzen Zeitraums macht den Einsatz von Antidepressiva nötig, um diesen Kreis zu durchbrechen und eine längere Episode ohne Depression zu ermöglichen..

Die Psychotherapie als alleinige Behandlung reicht bei schweren Depressionen oft nicht. Sie kann dadurch, dass schwierige Themen besprochen werden, zunächst zu einer Verschlechterung der Symptome führen. Eine zuvor begonnene antidepressive Medikation kann dies verhindern oder zumindest abschwächen.

Oftmals ermöglicht erst eine antidepressive medikamentöse Behandlung die Durchführung und damit auch die positive Wirkung der Psychotherapie. Denn nur nach Besserung der Gedächtnis- und Konzentrationsstörungen können wichtige Prozesse im Gehirn umgesetzt werden. Beispielsweise die sogenannte kognitive Umstrukturierung, das Erlernen von neuen Fertigkeiten, um in schwierigen Situationen besser zurechtzukommen, mit Stress anders umzugehen und im Leben einige Änderungen vornehmen zu können. Um es zu verbildlichen: Bei einigen Menschen mit schweren Depressionen wirkt die Psychotherapie nicht, ähnlich einer Schraube nicht greift, selbst wenn man noch so kräftig mit einem Schraubendreher (der Psychotherapie) daran dreht. Setzt man zusätzlich Antidepressiva ein, so greift die Schraube, und man kann sie festdrehen.

> *Antidepressiva können die Wirkung der Psychotherapie bei schweren depressiven Episoden erst ermöglichen. Eine Psychotherapie reicht daher alleine meist nicht aus.*

Ohne Medikamente dauert eine depressive Episode durchschnittlich vier bis acht Monate, bei Behandlung mit Medikation nur 16 Wochen.

Je länger der Patient die Abwärtsspirale der Depression nach unten beschreitet, umso länger dauert es, bis er wieder aus der Depression herauskommt.

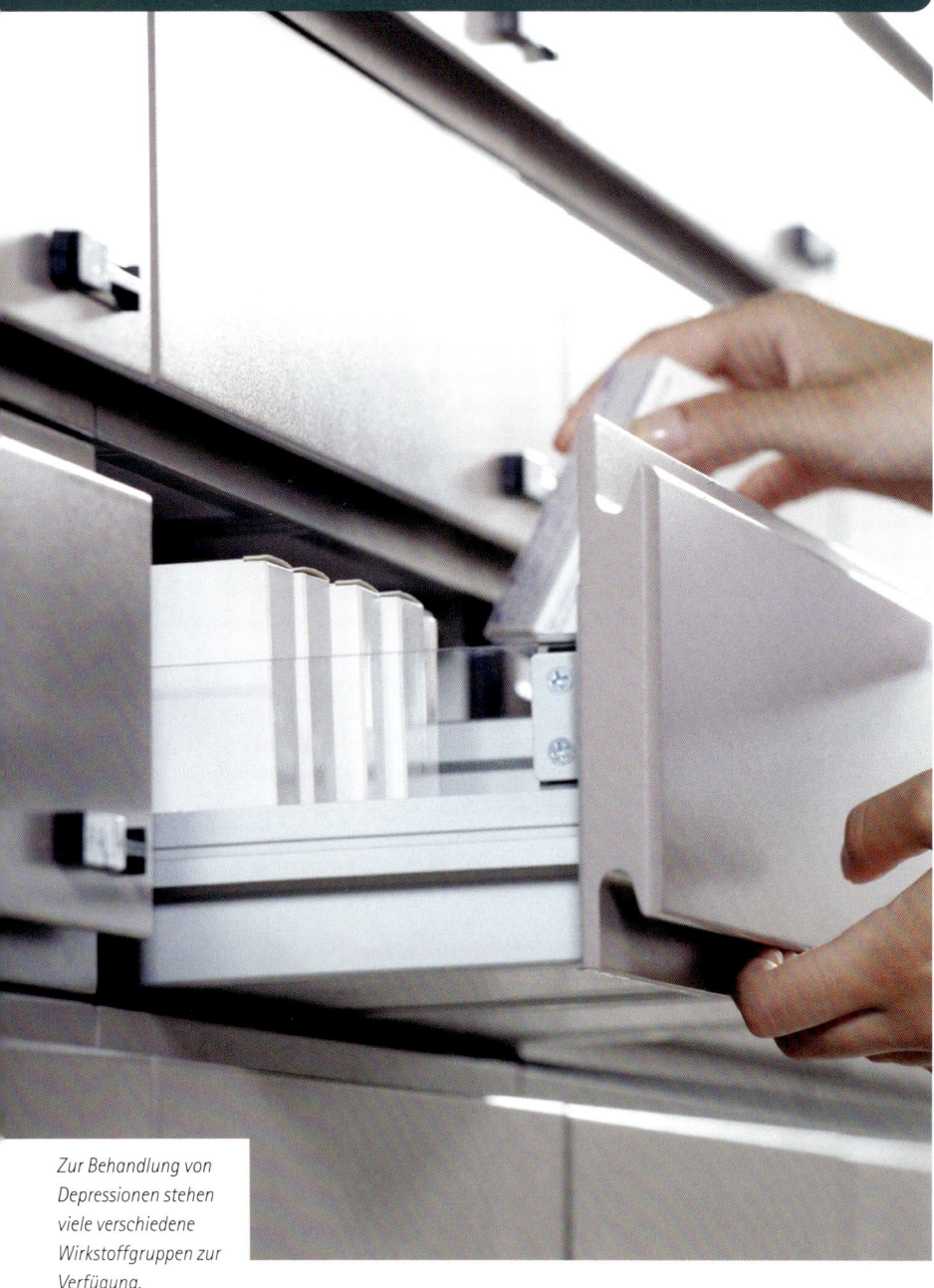

Zur Behandlung von Depressionen stehen viele verschiedene Wirkstoffgruppen zur Verfügung.

Die einzelnen Gruppen im Überblick

Bei 75 Prozent der Patienten wirkt ein Antidepressivum, wenn es richtig dosiert ist. Antidepressiva zielen alle darauf ab, die natürliche Botenstoff-Konzentration im Gehirn wieder zu erreichen – also den entstandenen Mangel an Botenstoffen auszugleichen. Das hebt die „Funkstille" auf. Es gibt Wirkstoffe, die den Mangel einzelner Botenstoffe ausgleichen, andere Wirkstoffe erhöhen die Konzentration mehrerer Botenstoffe.

Folgende Gruppen antidepressiver Wirkstoffe stehen heute zur Verfügung:

Serotonin-Wiederaufnahmehemmer (SSRI): Diese Wirkstoffgruppe erhöht – wie der Name schon vermuten lässt – die Konzentration von Serotonin und wirkt stimmungsaufhellend. Die Vertreter der Gruppe heißen Escitalopram, Citalopram, Paroxetin, Fluvoxamin, Fluoxetin und Sertralin. Durch die Serotonin-Wiederaufnahmehemmung kommt es manchmal in den ersten Behandlungstagen zu Übelkeit, Durchfall und Kopfschmerzen. Da diese Nebenwirkungen meist nach einigen Tagen verschwinden, zeigt diese Wirkstoffgruppe ein sehr gutes Nutzen-Risiko-Verhältnis, und sie gehört daher zu den Antidepressiva der ersten Wahl.

Die Antidepressiva unterscheiden sich stark in ihren Wirkungen und Nebenwirkungen.

Noradrenalin-Wiederaufnahehemmer (SNRI): Diese Gruppe erhöht die Konzentration von Noradrenalin und wirkt aufmerksamkeits- und antriebssteigernd. In Deutschland ist nur ein Vertreter zugelassen: Reboxetin. Derzeit werden die Kosten für Reboxetin von den Krankenkassen in Deutschland nur im Ausnahmefall getragen.

Serotonin- und Noradrenalin-Wiederaufnahmehemmer (SSNRI): Diese Gruppe erhöht die Konzentration beider

Botenstoffe, Noradrenalin und Serotonin. Die Vertreter heißen Venlafaxin, Duloxetin und Milnacipran. Wegen ihrer antriebssteigernden Wirkung nimmt man sie, mit Ausnahme von Milnacipran, das eine kürzere Wirkdauer hat, am besten nur morgens ein. Alle Präparate können zusätzlich schmerzlindernd wirken, zugelassen zur Behandlung von Schmerzzuständen ist jedoch nur Duloxetin. Auch Schmerztherapeuten setzen diesen Wirkstoff daher häufig ein.

Noradrenerge und spezifische serotonerge Antidepressiva (NaSSA): Mirtazapin und Mianserin gehören dieser Gruppe an. Auch sie erhöhen die Konzentration von Serotonin und Noradrenalin, jedoch durch eine vermehrte Ausschüttung der Botenstoffe. Da diese Arzneistoffe müde machen können, werden sie meist abends eingenommen. Sie haben besonders in niedrigen Dosierungen eine schlaffördernde Wirkung.

Antidepressiva wirken erst nach frühestens einer Woche und die Wirkung steigert sich dann bis zur sechsten Woche bei regelmäßiger Einnahme.

Melatonerg und spezifisch serotonerg-antagonistisches Antidepressivum (MASSA): Agomelatin ist der einzige Vertreter dieser Gruppe. Neben einer zeitlich verzögerten erhöhten Botenstoff-Konzentration von Dopamin und Noradrenalin, die zu verbessertem morgendlichen Antrieb führt, kommt es insbesondere zu einer schlaffördernden Wirkung über Melatonin-Rezeptoren. Melatonin wird im Gehirn produziert, sobald es dunkel wird. Bei Depressionen kann diese Ausschüttung gestört sein, und dadurch kommt es häufig auch zu Schlafstörungen. Agomelatin kann den Schlaf verbessern.

Monoaminooxidase (MAO)-Hemmer: Es gibt irreversible und reversible MAO-Hemmer. Die irreversiblen MAO-Hemmer erhöhen die Botenstoff-Konzentration nachhaltig, denn sie blockieren das Enzym, das die Botenstoffe abbaut, unwiederbringlich. Sie sind sehr wirksame Antidepressiva, da sie direkt gegen die erhöhte Enzymkonzentration wirken. Ein großer Nachteil ist, dass

bei der Therapie mit dem irreversiblem MAO-Hemmer Tranylcypromin eine sehr strenge Diät eingehalten werden muss. Das
heißt, die Patienten dürfen viele Speisen, zum Beispiel Salami,
reifern Käse, nicht mehr oder nur in begrenzter Menge essen.
Wenn man sich nicht an diese Diät hält, kann der Blutdruck
sehr gefährlich entgleisen. Bei dem reversiblen MAO-Hemmer
Moclobemid muss keine Diät eingehalten werden, er wirkt aber
auch weniger stark.

Trizyklika: 1950 kamen zunächst trizyklische Antidepressiva
auf den Markt. Diese Wirkstoffe besitzen ein sehr unspezifisches
Wirkprinzip und so kommt es häufig zu starken Nebenwirkungen. Vertreter dieser Klasse heißen: Amitriptylin, Clompipramin,
Doxepin, Imipramin, Opipramol (nur zur Behandlung von Angst-
störungen zugelassen) und Trimipramin. Die Trizyklika können
die Reaktionsfähigkeit deutlich beeinträchtigen. Patienten dürfen
daher nicht Auto fahren oder Maschinen bedienen. Da diese
Arzneistoffe müde machen, wird zumindest die Hauptdosis am
besten abends eingenommen.

> *Es gibt Antide-
> pressiva, die den
> Schlaf verbessern
> und daher abends
> eingenommen
> werden müssen.
> Andere steigern den
> Antrieb und werden
> morgens eingenom-
> men.*

**Dopamin- und Noradrenalin-Wiederaufnahmehemmer
(DNRI):** Einziger Vertreter ist Bupropion. Es erhöht die Dopa-
min- und Noradrenalin-Konzentration und kann so Motivation,
Gedächtnis, Konzentration und Antrieb verbessern. Es wird
morgens direkt nach dem Aufstehen eingenommen. Wird es erst
später oder am Nachmittag eingenommen, kann es durch seine
langanhaltende Wirkung den Nachtschlaf stören.

Tianeptin: Tianeptin ist der einzige Wirkstoff, der die Konzentration von Botenstoffen nicht erhöht, und dennoch antide-
pressiv wirkt. Es verbessert die Neubildung von Gehirnzellen,
sowie deren Vernetzung und erhöht insgesamt die Aktivität
von Gehirnzellen und somit die Kommunikation zwischen den

Gehirnzellen. Die Einnahme muss wegen der kurzen Wirkdauer dreimal täglich erfolgen.

Trazodon: Trazodon ist ein schlafförderndes Antidepressivum, welches neben einer Serotonin-Wiederaufnahmehemmung auch ein Serotoninrezeptor-Gegenspieler (Antagonist) ist. Es unterscheidet sich daher insbesondere in den Nebenwirkungen von den gewöhnlichen Serotonin-Wiederaufnahmehemmern. In Deutschland wird Trazodon als Antidepressivum kaum eingesetzt, da es mit einem erhöhten Risiko für Leberschädigungen in Verbindung gebracht wird. Es ist das einzige Antidepressivum, das bei Engwinkelglaukom eingesetzt werden kann.

Johanniskraut steht als Therapieoption bei leichten und mittelschweren Depressionen zur Verfügung. Die Einnahme sollte jedoch erst nach einem Wechselwirkungscheck erfolgen, da Johanniskraut die Wirkung sehr vieler Medikamente beeinträchtigen kann. So empfiehlt sich eine Therapie mit Johanniskraut nur sehr eingeschränkt, wenn mehrere Medikamente eingenommen werden müssen. Eine Kombination von Johanniskraut und Antidepressiva sollte niemals erfolgen, da es zu schweren Wechselwirkungen kommen kann. Vorsicht ist auch bei der Einnahme einer Pille zur Schwangerschaftsverhütung geboten, da Johanniskraut die verhütende Wirkung hemmt.

> *Johanniskraut am besten niemals mit Antidepressiva kombinieren.*

Zwischen Johanniskraut-Präparaten aus dem Supermarkt und den apothekenpflichtigen Präparaten besteht ein großer Unterschied. So enthalten Apotheken-Präparate meist einen hoch dosierten Johanniskrautextrakt. Um diesen zu gewinnen, wird die Pflanze mit einem Lösungsmittel behandelt, in dem sich ihre Inhaltsstoffe lösen. Aus dem so erhaltenen Flüssigextrakt wird danach das Lösungsmittel entfernt. Es bleibt ein Trockenextrakt übrig, der eine Mischung vieler Pflanzeninhaltsstoffe in hoher Konzentration enthält.

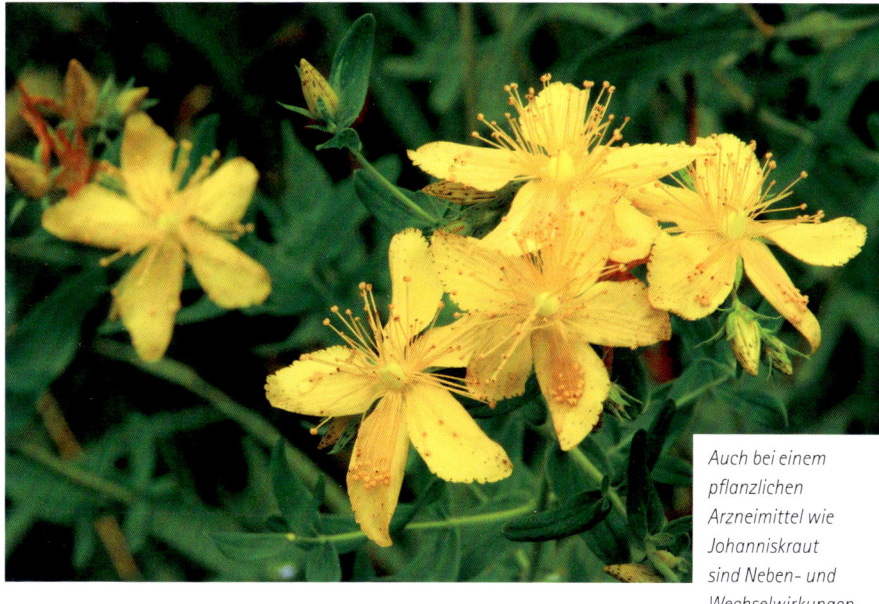

Auch bei einem pflanzlichen Arzneimittel wie Johanniskraut sind Neben- und Wechselwirkungen möglich.

Da pflanzliche Arzneimittel Naturprodukte sind, können solche Extrakte, ähnlich wie Wein, je nach Jahrgang und Herkunft unterschiedliche Mengen an Inhaltsstoffen aufweisen. Um Tabletten mit einer genau definierten Wirkstärke herstellen zu können, ist also manchmal etwas mehr und manchmal etwas weniger Extrakt nötig. Die Hersteller bestimmen daher, wie viel des Stoffes Hyperforin dieser Extrakt enthält. Hyperforin ist maßgeblich an der stimmungsaufhellenden Wirkung der Pflanze beteiligt und wird als Richtschnur für die Dosierung von Johanniskraut-Präparaten herangezogen. Über die Milligramm-Menge an Hyperforin lassen sich Johanniskraut-Präparate in verschiedenen Wirkstärken zuverlässig herstellen. Für einige solcher Arzneimittel liegen Wirksamkeitsnachweise bei leichten bis mittelschweren Depressionen vor. Ärzte können sie, genau wie andere Antidepressiva, zulasten der gesetzlichen Krankenkassen verschreiben.

Wirkung von Antidepressiva

gesund

Botenstoffe werden von der Nervenzelle, die sie ausgeschüttet hat, wieder aufgenommen. Antidepressiva wie die SSRI versperren diesen Weg. Dadurch steigt die durch die Depression erniedrigte Konzentration der Botenstoffe im Spalt zwischen den Nervenzellen wieder.

Wiederaufnahme
von Botenstoffen   Botenstoffe

Depression

**Behandlung
mit SSRI**

SSRI hemmen die
Wiederaufnahme

Auf den Drogerie- und Supermarktartikeln sind zwar ebenfalls oft Milligramm-Angaben vermerkt, doch ist damit meist nur die Menge an kleingemahlenen Pflanzenbestandteilen gemeint, die sich darin befindet. Sie enthalten also keinen Extrakt und sind deutlich schwächer als die Extraktpräparate aus der Apotheke. Für diese Drogerie- und Supermarktartikel liegen keine Wirkungsnachweise vor.

Lithium und Antipsychotika: Neben den Antidepressiva werden manchmal auch andere Wirkstoffgruppen insbesondere bei Unwirksamkeit eines Antidepressivums eingesetzt. Dazu gehört der Stimmungsstabilisierer Lithium, aber auch einige Antipsychotika wie Quetiapin, Aripiprazol oder Olanzapin. Zugelassen in Deutschland ist jedoch nur Quetiapin bei Depressionen. Durch die Kombination von Antipsychotika mit einem Antidepressivum kann eine bessere Wirkung erzielt werden.

Lithium und auch Antipsychotika wirken ebenfalls auf die Botenstoffe Serotonin, Dopamin und Noradrenalin ein. In Kombination mit Antidepressiva kann sich die Wirkung gegenseitig ergänzen und verstärken. Zudem haben sie günstige zusätzliche Effekte. Aripiprazol zum Beispiel erhöht den Antrieb, Quetiapin und Olanzapin verbessern den Schlaf. Quetiapin und Lithium haben eine antisuizidale Wirkung.

L-Tryptophan: Im Internet findet man zudem viele Hinweise auf die Wirksamkeit der Aminosäure L-Tryptophan, aus der der Botenstoff Serotonin gebildet wird. Man geht davon aus, dass bei einer Depression ein L-Thyptophan-Mangel besteht. Dies ist in Industrienationen bei ausgewogener Ernährung jedoch nur seltenst der Fall. In Studien konnte daher bisher auch nicht gezeigt werden, dass durch die Einnahme der Aminosäure eine Verbesserung der Depression erreicht werden kann. Die Einnahme sollte daher nur bei extremer Fehlernährung wie bei

Mager- oder Brechsucht sowie nach Darmentfernung in Erwägung gezogen werden, da hier tatsächlich ein Mangel auftreten und eine Nahrungsergänzung dann erforderlich sein kann.

Acetyl-L-Carnithin: Neueste Studien zeigen einen Zusammenhang zwischen der Schwere der Depression und der Konzentration der acetylierten Aminosäure L-Carnithin im Blut. Zumindest im Tierversuch ergab sich eine antidepressive Wirkung durch die Gabe von acetyliertem L-Carnithin. Diese Ergebnisse müssen für Menschen noch bestätigt werden. Zumindest könnte sich diese Aminosäure als messbarer Hinweis für den Arzt eignen, um die Schwere der Depression und das Ansprechen auf die Behandlung konkreter zu bestimmen.

Nahrungsergänzungsmittel zeigen bislang keine Wirkung gegen Depressionen. Die Einnahme sollte vorher mit einem Arzt besprochen werden.

Die Wirkung der Antidepressiva beginnt erst nach etwa einer Woche der regelmäßigen Einnahme und baut sich dann noch weiter auf. Dies liegt vor allem daran, dass die Dichte der Bindungsstellen für Nervenbotenstoffe bei depressiven Menschen sehr hoch ist. Diese Rezeptoren müssen sich erst wieder auf die normale Anzahl herunterregulieren, damit die antidepressive Wirkung einsetzt. Für diesen Prozess braucht unser Körper 7 bis 14 Tage. Es ist also ganz normal, dass in der ersten Woche keine deutliche Besserung der Symptomatik eintritt.

Ein passendes Medikament auswählen

Zum einen wird das Antidepressivum nach der Wirkung ausgewählt. Man kann sich beispielsweise für ein stimmungsaufhellendes und zugleich antriebssteigerndes Antidepressivum oder ein schlafförderndes und beruhigendes Antidepressivum entscheiden. Es hängt also von der Symptomatik jedes einzelnen Patienten ab, welche in Frage kommen. Zum anderen haben die Arzneistoffe auch unterschiedliche Nebenwirkungen und Risiken, so dass die Vorerkrankungen des Patienten bei der Auswahl berücksichtigt werden müssen. Die Ansicht des Patienten, welche Nebenwirkungen für ihn tolerabler erscheinen, spielt ebenfalls eine Rolle. Die meisten Patienten möchten keine Medikation, die zu Gewichtszunahme führt. Dies kann der Arzt dann natürlich bei der Wirkstoffauswahl berücksichtigen.

Schlaffördernde Antidepressiva:

Agomelatin, Amitriptylin, Doxepin, Mianserin, Mirtazapin, Trazodon, Trimipramin.

Antriebssteigernde Antidepressiva:

Bupropion, Citalopram, Duloxetin, Escitalopram, Fluoxetin, Fluvoxamin, Milnacipran, Moclobemid, Paroxetin, Reboxetin, Sertralin, Tianeptin, Tranylcypromin, Venlafaxin.

Genetische Tests können zeigen, welches Antidepressivum wirksam ist und in welcher Dosis es eingesetzt werden muss, um eine Wirkung zu erzielen und Nebenwirkungen zu vermeiden.

Daneben gibt es mittlerweile genetische Testungen (Speicheltest, Bluttest), die untersuchen, welches Antidepressivum eher wirkt und welche Dosis von dem jeweiligen Antidepressivum verträglich und wirksam ist.

Wie es zu der unterschiedlichen Wirkung kommt, verdeutlich ein Blick in den Stoffwechsel: Nach der Einnahme eines Arzneimittels baut der Körper die Wirkstoffe wieder ab, so auch die Antidepressiva. Das erklärt, warum ihre Wirkung nicht ewig anhält. Für diese Arbeit nutzt er sogenannte Enzyme. Das sind biochemische Werkzeuge, die die Arzneistoffe und viele andere Substanzen in kleine Teile zerlegen, damit sie ausgeschieden werden können. Eine große Rolle spielt dabei eine Gruppe von Leberenzymen mit der Bezeichnung Cytochrom P450.

Wie der Körper des Menschen diese Enzyme herstellt, ist in seinem Erbgut angelegt. So erklärt sich, dass individuelle genetische Veränderungen des Menschen, fachsprachlich Polymorphismen, dazu führen, dass die Enzyme etwas unterschiedlich arbeiten und der Abbau dadurch verschieden schnell abläuft. Das hat zur Folge, dass die Konzentrationen im Blut variieren und somit auch die Wirkung, je nachdem welche genetische Ausstattung der Mensch besitzt.

Genetische Unterschiede zwischen den Patienten erklären, warum unterschiedliche Dosierungen, bzw. Arzneimittel für eine optimale Wirkung und Verträglichkeit eingesetzt werden müssen.

Aufgrund der Erkenntnisse der letzten Jahre kann man die ideale Dosis des Antidepressivums nun aufgrund des individuellen genetischen Musters des Patienten „vorhersagen". Auch für jedes einzelne Enzym ergeben sich Unterschiede. Die Wirksamkeit und Verträglichkeit ist also von Antidepressivum zu Antidepressivum anders, da diese über unterschiedliche Enzyme abgebaut werden.

Es gibt einige Unterschiede bezüglich der weltweiten Verteilung der Polymorphismen. Die genetische Ausstattung des Menschen die Enzyme betreffend kann, je nachdem aus welcher Region der Erde er stammt, stark voneinander abweichen. Es ist jedoch nicht nur aufgrund der Herkunft vorhersagbar, welchen Polymorphismus ein Mensch besitzt. Heute kann das Erbgut untersucht werden. Diese sogenannte Genotypisierung zeigt das eigene genetische Muster in Hinblick auf die Wirksamkeit und Verträglichkeit von Medikamenten. Derzeit müssen die Kosten für genetische Testungen vom Patienten selbst getragen werden.

Idealerweise trifft der behandelnde Arzt zusammen mit dem Patienten die Entscheidung, welches Medikament eingesetzt werden kann. Dazu besprechen sie alle oben genannten Punkte gemeinsam. Für jedes Medikament zeigt eine genaue Nutzen-Risiko-Abwägung, ob seine Vorteile größer sind als die Nachteile oder Risiken.

Vor- und Nachteile von Antidepressiva im Überblick

Vorteile	Nachteile
Die meisten Antidepressiva wirken nach zwei Wochen und somit schneller als die anderen Therapien (Psychotherapie, Ergotherapie u.a.), die erst nach vielen Wochen oder Monaten „wirken".	Antidepressiva ändern nicht die Lebensumstände, die zu der Depression geführt haben (Stress am Arbeitsplatz oder in der Beziehung etc.).
Antidepressiva ermöglichen bei schweren Depressionen mit ausgeprägten Konzentrations- und Gedächtnisstörungen erst eine wirksame Psychotherapie.	Es können störende Nebenwirkungen auftreten (zum Beispiel Kopfschmerzen, Übelkeit, Mundtrockenheit), wobei die meisten Nebenwirkungen jedoch nach 14 Tagen regelmäßiger Einnahme verschwinden.
Antidepressiva können zuverlässig einen Rückfall verhindern (durch Einnahme Antidepressiva 65 Prozent weniger Rückfälle).	In sehr seltenen Fällen können schwere Nebenwirkungen auftreten (allergische Reaktionen, Leberschädigung u.a.), weshalb regelmäßige Labor- und EKG-Kontrollen insbesondere in den ersten Behandlungsmonaten erforderlich sind.

Antidepressiva haben Vor- und Nachteile, die individuell abgewogen werden müssen.

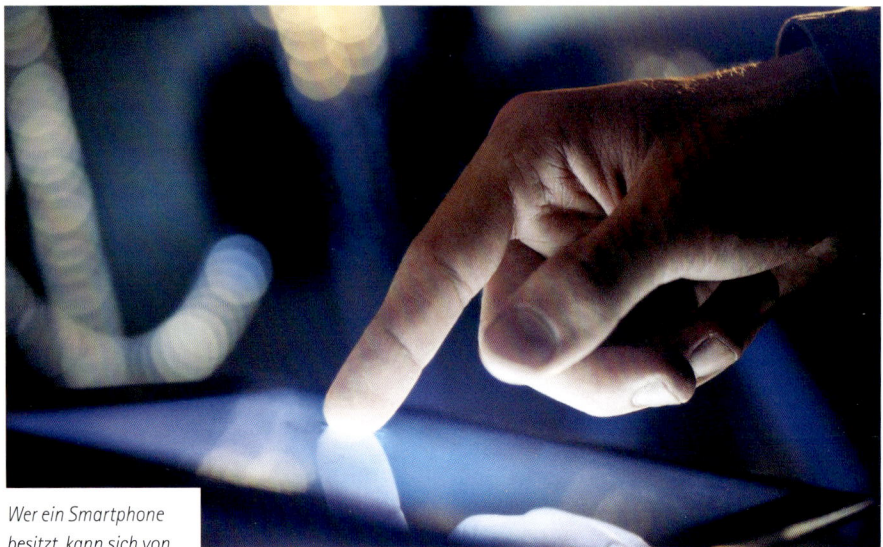

Wer ein Smartphone besitzt, kann sich von speziellen Apps an die Einnahme seiner Medikamente erinnern lassen.

Antidepressiva richtig einnehmen

Die Einnahme von Antidepressiva muss regelmäßig erfolgen. Eine Einnahme nur an „schlechten Tagen" ist wegen des verzögerten Wirkeintritts von mindestens einer Woche nicht sinnvoll. Da Absetznebenwirkungen auch schon beim Vergessen von einer Dosis auftreten können (insbesondere bei Venlafaxin), legt der Patient die Tabletten am besten dorthin, wo er sich zu der Einnahmezeit meistens aufhält. Auch Dosetten können helfen, sich an die Einnahme zu erinnern.

Daneben gibt es auch Apps für das Smartphone, die an die Einnahme erinnern, zum Beispiel „Medplaner" oder „Pillenalarm".

Antriebssteigernde Antidepressiva werden am besten morgens eingenommen, schlaffördernde Antidepressiva abends. Folgende Tabelle gibt Aufschluss, wann und in welcher Dosierung das jeweilige Arzneimittel normalerweise angewendet wird.

Der richtige Zeitpunkt für die Einnahme

Wirkstoff	Einnahme	Einnahmezeit/übliche Dosierung
Agomelatin	unabhängig vom Essen	25 bis 50 mg einmal täglich, abends vor dem Zubettgehen
Amitriptylin	unabhängig vom Essen, mit Wasser	25 bis 300 mg/Tag verteilt auf zwei bis drei Einzeldosen
Amitriptylin	vor oder nach dem Essen	60 bis 300mg/Tag verteilt auf zwei bis drei Einzeldosen
Bupropion	unabhängig vom Essen	einmal täglich, 150 bis 300 mg/Tag
Citalopram	unabhängig vom Essen	einmal täglich, 10 bis 40 mg/Tag
Clomipramin	vor oder nach dem Essen	25 bis 300 mg/Tag verteilt auf ein bis zwei Einzeldosen, vorzugsweise abends
Doxepin	vor oder nach dem Essen	25 bis 300 mg/Tag verteilt auf ein bis drei Einzeldosen
Duloxetin	unabhängig vom Essen	einmal täglich morgens, 30 bis 120 mg/Tag
Escitalopram	unabhängig vom Essen	einmal täglich, 10 bis 20 mg/Tag
Fluoxetin	zum oder unabhängig vom Essen	einmal täglich, 20 bis 80 mg/Tag
Fluvoxamin	unabhängig vom Essen	einmal täglich, 50 bis 300 mg/Tag mit Wasser
Imipramin	zum Essen oder unabhängig vom Essen	10 bis 300 mg/Tag, verteilt auf zwei bis drei Einzeldosen
Maprotilin	zum Essen oder unabhängig vom Essen	25 bis 150 mg/Tag verteilt auf ein bis drei Einzeldosen
Mianserin	unabhängig vom Essen	10 bis 90 mg/Tag verteilt auf ein bis drei Einzeldosen
Milnacipran	zum Essen	zweimal täglich morgens und mittags, 25 bis 100 mg/Tag
Mirtazapin	unabhängig vom Essen	7,5 bis 45 mg/Tag abends, ein bis zwei Einzeldosen

Wirkstoff	Einnahme	Einnahmezeit/übliche Dosierung
Moclobemid	nach dem Essen	zwei- bis dreimal täglich, 300 bis 600 mg/Tag
Opipramol	zum oder nach dem Essen	50 bis 300 mg/Tag verteilt auf ein bis drei Einzeldosen
Paroxetin	zum Essen	einmal täglich, 20 bis 60 mg/Tag
Reboxetin	unabhängig vom Essen	zweimal täglich (morgens und mittags), 4 bis 12 mg/Tag
Sertralin	unabhängig vom Essen	einmal täglich morgens, 25 bis 200 mg/Tag
Tianeptin	vor dem Essen	dreimal täglich, 37,5 mg/Tag
Tranylcypromin	unabhängig vom Essen	zwei- bis dreimal täglich, jedoch nicht nach 15 Uhr, 10 bis 40 mg/Tag
Trazodon	nach oder unabhängig vom Essen	25 bis 400 mg/Tag vorzugsweise abends
Trimipramin	zum oder nach dem Essen, nicht zusammen mit schwarzem Tee, Kaffee oder Fruchtsäften	25 bis 400 mg/Tag vorzugsweise abends
Venlafaxin retard	zum Essen	einmal täglich morgens, 37,5 bis 375 mg/Tag
Johanniskraut	Unabhängig vom Essen mit einem Glas Wasser	einmal täglich, vorzugsweise morgens

Vor dem Essen: 30 bis 60 Minuten vor dem Essen einzunehmen.

Mit dem Essen: während einer Mahlzeit einzunehmen. Das kann nach zwei Happen oder auch direkt nach dem Essen sein.

Nach dem Essen: 2 Stunden nach dem Essen einzunehmen.

Unabhängig vom Essen: die Aufnahme und Verträglichkeit des Arzneimittels ist nicht vom Essen abhängig. Sie können den Einnahmezeitpunkt selbst wählen.

Die Einnahme von Antidepressiva wird nach vollständigem Rückgang der Symptome einer Depression im Normalfall vier bis neun Monate lang fortgesetzt. Das senkt das Rückfallrisiko um 70 Prozent. Bei der zweiten depressiven Episode wird eine Fortführung der Medikation für zwei Jahre nach Genesung empfohlen. Sind bereits mehrere depressive Episoden aufgetreten, so kann der Patient die Einnahme auch dauerhaft fortführen, um eine mögliche erneute depressive Episode zu verhindern. Man nennt dies „Rezidivprophylaxe". Das Risiko für eine zweite depressive Episode in den zwölf Monaten nach der ersten Episode und ohne weitere medikamentöse oder psychotherapeutische Behandlung liegt bei 30 bis 40 Prozent. Insgesamt liegt das Rückfallrisiko bei etwa 80 Prozent, das heißt, acht von zehn Menschen erleiden eine zweite depressive Episode im Laufe des Lebens.

Regelmäßige Checks während der Behandlung

Wie bei anderen Medikamenten, die man dauerhaft einnimmt, sollte auch bei Antidepressiva regelmäßig eine Blutentnahme erfolgen, um Leberwerte, Blutbild, Elektrolyte und Nierenfunktion zu überwachen. Zudem ist es ratsam, regelmäßig EKG-Kontrollen durchführen zu lassen.

Wofür werden Antidepressiva noch eingesetzt?

Antidepressiva werden auch bei Zwangserkrankungen, Angsterkrankungen, Panikstörungen, sozialen Phobien und chronischen Schmerzzuständen eingesetzt.

Wann ist eine Therapieumstellung sinnvoll?

Eine Umstellung des Präparats sollte erfolgen, wenn zwei Wochen nach Eindosierung und gegebenenfalls auch Aufdosierung auf die Zieldosis noch keine Wirkung erzielt wurde. Oder wenn zu starke Nebenwirkungen aufgetreten sind, beziehungsweise die typischen Anfangsnebenwirkungen nicht abklingen, oder Nebenwirkungen als zu störend empfunden werden.

Sieben von zehn Patienten haben eine Wirkung auf das erste eingesetzte Antidepressivum. Für drei von zehn Patienten ist es also sinnvoll, das Antidepressivum zu wechseln. Dabei ist jedoch zu beachten, dass einige Antidepressiva erst aufdosiert werden müssen, um eine ausreichende Wirkung zu erzielen, da die vollständige Wirkung nicht gleich mit der ersten eingesetzten Dosierung erzielt wird. Hier ist es sinnvoll, dass der Arzt die Konzentration des Wirkstoffs im Blut bestimmt, das sogenannte therapeutische Drug Monitoring (TDM). So sieht er, ob bereits eine wirksame Konzentration des Antidepressivums im Blut erreicht wurde. Dies ist insbesondere dann empfehlenswert, wenn die genetischen Polymorphismen nicht bekannt sind.

Vorsicht vor Wechselwirkungen!

Antidepressiva können eine Reihe von Wechselwirkungen verursachen. Es ist daher unbedingt ratsam, vor der Einnahme eines neuen Arzneimittels einen Interaktionscheck vom behandelnden Arzt und/oder der Apotheke durchführen zu lassen.

Es gibt im Internet Wechselwirkungschecks, die man als Patient selbstständig durchführen kann. Allerdings sind bei solchen kostenfreien Wechselwirkungschecks nicht alle Wechselwirkungen enthalten. Arzt oder Apotheker haben Zugang zu weitaus umfassenderen Checks. Sollten Sie im Internet selbst Wechselwirkungen gefunden haben, so besprechen Sie dies bitte mit Ihrem Arzt oder Apotheker bevor Sie die Medikation selbstständig verändern.

Im Weiteren wird auf einige wichtige und häufige Wechselwirkungen eingegangen.

Blutverdünner: Das Risiko für Blutungen kann durch einige Antidepressiva erhöht sein. Bei der gleichzeitigen Einnahme von Blutverdünnern (wie ASS, Phenprocoumon, Rivaroxaban, Dabigatran, Apixaban u.a.) ist daher große Vorsicht geboten. Dies gilt insbesondere für Antidepressiva, bei denen das Wirkprinzip „Serotonin-Wiederaufnahmehemmung" vorliegt.

Lassen Sie von Ihrem Arzt oder Apotheker einen Wechselwirkungscheck durchführen, bevor Sie weitere Medikamente zu Ihrem Antidepressivum einnehmen.

Schmerzmittel: Serotonin- sowie Serotonin- und Noradrenalin Wiederaufnahmehemmer können das Magen-Darm-Blutungsrisiko bei gleichzeitiger Einnahme von Ibuprofen, Diclofenac, Naproxen, Piroxicam um das Zwölffache erhöhen. Nach Möglichkeit weicht man besser auf andere Schmerzmittel aus. Sollte dies nicht möglich sein, empfiehlt sich die Einnahme eines Magenschutzes wie Pantoprazol. Vorsicht: Der verwandte Wirkstoff Omeprazol verursacht Wechselwirkungen mit einigen Antidepressiva und sollte daher nur nach vorher erfolgtem Wechselwirkungscheck eingenommen werden.

Starke Schmerzmittel wie Tramadol, Fentanyl und Tapentadol können ein seltenes aber im schlimmsten Fall tödliches Syndrom in der Kombination mit Antidepressiva auslösen, insbesondere bei der gleichzeitigen Einnahme von Serotonin- sowie Serotonin- und Noradrenalin-Wiederaufnahmehemmern (SSRI und SSNRI). Das Syndrom heißt Serotonin Syndrom und ist durch folgende Symptome gekennzeichnet: starke Übelkeit, Durchfall, starkes Schwitzen, Blutdruckanstieg, Fieber, Zittern, Benommenheitsgefühle, Halluzinationen.

Weitere Medikamente, die dieses Syndrom in Kombination mit Antidepressiva auslösen können: Triptane (Migränemedikamente), Valproat (Antiepileptikum), Lithium, Johanniskraut, Dextromethorphan (Hustenstiller), Linezolid (Antibiotikum).

Es gibt Ernährungslisten mit verbotenen und in geringen Mengen erlaubten Lebensmitteln für Patienten, die Tranylcypromin einnehmen. Diese am besten immer mitführen und beim Einkauf/Essen im Restaurant prüfen.

Johanniskraut nicht mit Antidepressiva kombinieren, da es die Wirkung der anderen Antidepressiva abschwächen kann. Es sind in Kombination auch Serotonin-Syndrome beschrieben worden.

Blutdrucksenkende Medikamente: Noradrenalin-Wiederaufnahmehemmer beziehungsweise MAO-Hemmer können die Wirkung von Blutdrucksenkern abschwächen. Hier ist insbesondere zu Beginn eine engmaschige Kontrolle des Blutdrucks ratsam.

Antidiabetika: Antidepressiva können die blutzuckersenkende Wirkung dieser Medikamente beeinflussen. Daher zu Beginn der Therapie, beziehungsweise auch beim Absetzen den Blutzucker häufiger kontrollieren.

Trizyklika können durch andere müde machende Medikamente (Schmerzmittel, Schlafmittel, Alkohol) zu einer übermäßigen Müdigkeit führen. Zudem wirken alle Trizyklika anticholinerg. Diese Wirkung kann durch andere Medikamente mit anticholinerger Wirkung deutlich verstärkt werden. Folgen dieser anticholinergen Wirkung sind Mundtrockenheit, Verstopfung, Herzrasen, Sehstörungen, Probleme beim Wasserlassen, Schwindel beim schnellen Aufstehen.

Weitere anticholinerge Substanzen sind zum Beispiel Trospium, Oxybutynin, Butylscopolamin, Propiverin, Dimenhydrinat, Doxylamin.

Für MAO-Hemmer sind Wechselwirkungen mit Nahrungsmitteln sehr wichtig. Bei der Einnahme von Tranylcypromin muss auf eine tyraminarme Diät geachtet werden, da sich bei Genuss dieser Lebensmittel der Blutdruck gefährlich erhöhen kann. Tyramin ist eine Aminosäure die besonders in Hartkäse, Rotwein, Schokolade, Salami und vielen weiteren Lebensmitteln vorkommt. Bei der Einnahme von MAO-Hemmern können im Abstand von mindestens zwei Wochen keine anderen Antidepressiva eingesetzt werden. Dies ist bei Umstellung der antidepressiven Medikation sehr wichtig. Es kann anderenfalls zu einem Serotonin-Syndrom kommen.

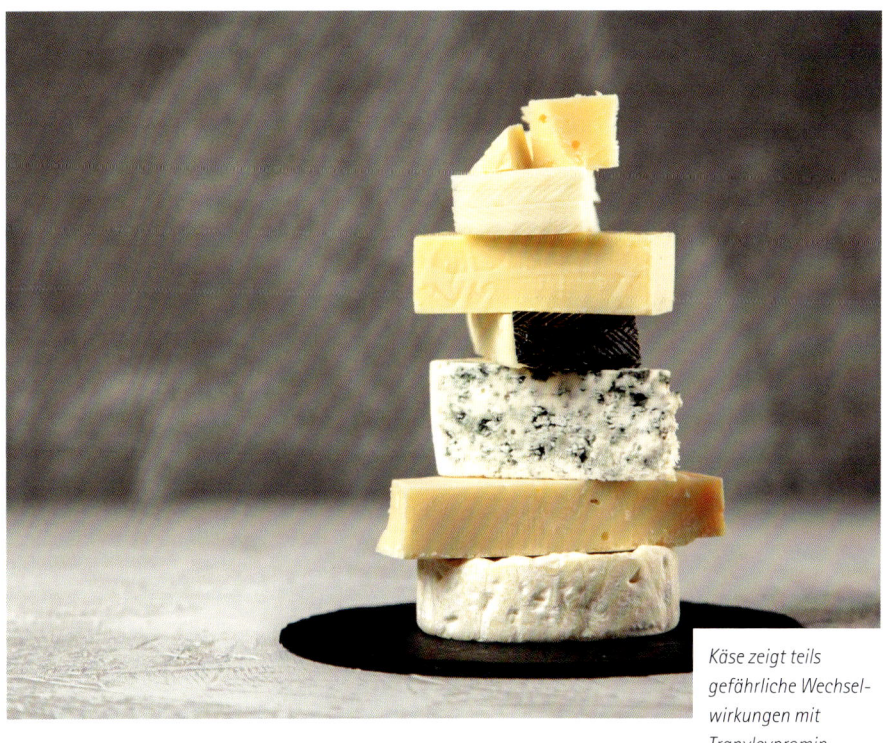

Käse zeigt teils gefährliche Wechselwirkungen mit Tranylcypromin.

Welche Nebenwirkungen auftreten können

Die Nebenwirkungen von Antidepressiva sind insbesondere in den ersten Behandlungstagen am unangenehmsten. Warum ist das so? Durch den Botenstoffmangel steigt die Anzahl von Antennen, den sogenannten Rezeptoren, an den Nervenzellen. Bei Einnahme der Antidepressiva und der damit verbundenen höheren Konzentration an Botenstoffen kommt es zu einer Art „Überreizung" dieser Antennen. Die typischen Nebenwirkungen entstehen. Darum beginnt die Behandlung am besten immer mit der niedrigsten verfügbaren Dosis des Antidepressivums.

Die häufigsten Nebenwirkungen (1 von 10) in den ersten Behandlungstagen umfassen: Kopfschmerzen, Übelkeit, Schwindel, Mundtrockenheit, vermehrtes Schwitzen, Zittern, erhöhten Puls, erhöhten oder erniedrigten Blutdruck und Müdigkeit. Diese Nebenwirkungen klingen meist nach einigen Tagen ab.

Später auftretende Nebenwirkungen umfassen insbesondere sexuelle Funktionsstörungen (nicht bei Tianeptin und Bupropion) und Gewichtszunahme (nicht bei Agomelatin, Bupropion, Tianeptin, sehr geringes Risiko bei Escitalopram, Fluoxetin, Sertralin, Dulxoetin, Milnacipran).

Persönlichkeitsveränderungen treten NICHT auf!

Häufige Nebenwirkungen

Arzeimittel	Erste Einnahme/Dosissteigerung	Langfristige Einnahme
Antidepressiva		
Agomelatin	Kopfschmerzen, Benommenheit , Albträume	Kopfschmerzen
Amitriptylin	Mundtrockenheit, Blutdruckabfall, Müdigkeit, Verstopfung, verschwommenes Sehen	Mundtrockenheit, trockene Augen, Verstopfung, EKG-Veränderungen, sexuelle Funktionsstörungen
Bupropion	Schlafstörungen, Unruhe, Übelkeit, Kopfschmerzen, Mundtrockenheit, Schwindel, Pulsanstieg	Unruhe, Kopfschmerzen
Citalopram	Übelkeit, innere Unruhe, Schwitzen, Zittern, Müdigkeit, Kopfschmerzen	Sex. Funktionsstörungen, vermehrtes Schwitzen, Müdigkeit, Gewichtszunahme
Clomipramin	Mundtrockenheit, Blutdruckabfall, Müdigkeit, Verstopfung, verschwommenes Sehen	Mundtrockenheit, trockene Augen, Verstopfung, EKG-Veränderungen, sex. Funktionsstörungen
Doxepin	Mundtrockenheit, Blutdruckabfall, Müdigkeit, Verstopfung, verschwommenes Sehen	Mundtrockenheit, trockene Augen, Verstopfung, sex. Funktionsstörungen
Duloxetin	Übelkeit, innere Unruhe, Schwindel, Kopfschmerzen, Pulsanstieg	Sex. Funktionsstörungen, vermehrtes Schwitzen
Escitalopram	Übelkeit, innere Unruhe, Schwitzen, Zittern	Sex. Funktionsstörungen, vermehrtes Schwitzen
Fluoxetin	Übelkeit, innere Unruhe, Schwitzen, Zittern	Sex. Funktionsstörungen, vermehrtes Schwitzen
Fluvoxamin	Übelkeit, innere Unruhe, Schwitzen, Zittern	Sex. Funktionsstörungen, Mundtrockenheit, Verstopfung, Schwitzen
Mianserin	Müdigkeit, Blutdruckabfall, Mundtrockenheit	Gewichtszunahme, Mundtrockenheit, erhöhte Cholesterinwerte
Mirtazapin	Müdigkeit, Blutdruckabfall, Mundtrockenheit	Gewichtszunahme, Mundtrockenheit, erhöhte Cholesterinwerte, erhöhte Blutzuckerwerte
Paroxetin	Übelkeit, innere Unruhe, Schwitzen, Zittern, Pulsanstieg, Mundtrockenheit	Sex. Funktionsstörungen, Mundtrockenheit, Verstopfung, Schwitzen

Arzeimittel	Erste Einnahme/Dosissteigerung	Langfristige Einnahme
Reboxetin	Herzklopfen, Herzrasen, Kopfschmerzen, Sehstörungen	Mundtrockenheit, sex. Funktionsstörungen
Sertralin	Übelkeit, innere Unruhe, Schwitzen, Zittern, Kopfschmerzen	Sexuelle Funktionsstörung, Unruhe
Tianeptin	Albträume, Schlafstörungen, Übelkeit, Appetitlosigkeit, Rückenschmerzen, Hitzewallungen, Pulsanstieg	Schlafstörungen, Sehstörungen, Herzrthythmusstörungen
Tranylcypromin	Kopfschmerzen, Blutdruckabfall	Blutdruckerhöhung, Schlafstörungen
Trazodon	Müdigkeit, Blutdruckabfall, Übelkeit, Zittern, Kopfschmerzen, schmerzhafte Dauererrektion, Durchfall, Schlafstörungen	Herzrhythmustörungen, Schwitzen, Schlafstörungen, Appetitlosigkeit
Trimipramin	Müdigkeit, Benommenheit, Blutdruckabfall, Verstopfung	Gewichtszunahme, Schwitzen, Verstopfung
Venlafaxin	Übelkeit, innere Unruhe, Schwindel, Kopfschmerzen, Pulsanstieg	Sex. Funktionsstörungen, erhöhte Cholesterinwerte, vermehrtes Schwitzen, Gewichtszunahme
Antipsychotika		
Aripiprazol	Unruhe, Schlafstörungen, Kopfschmerzen, Übelkeit, Sehstörungen	Unruhe, Pulsanstieg
Olanzapin	Mundtrockenheit, Müdigkeit, verschwommenes Sehen, Verstopfung	Gewichtszunahme, erhöhte Blutzuckerwerte, erhöhte Cholesterinwerte, sex. Funktionsstörungen
Quetiapin	Müdigkeit, verschwommenes Sehen, Verstopfung, Blutdruckabfall, verstopfte Nase, Mundtrockenheit	Gewichtszunahme, erhöhte Blutzuckerwerte, erhöhte Cholesterinwerte, sex. Funktionsstörungen
Stimmungsstabilisierer		
Lithium	Zittern, häufiges Wasserlassen, übermäßiges Durstgefühl, Herzrhythmusstörungen	Funktionsstörungen der Niere und der Schilddrüse, Gewichtszunahme, EKG-Veränderungen, Zittern, vermehrter Durst, Konzentrationsstörungen
Pflanzliche Präparate		
Johanniskraut	Allergische Hautausschläge, Lichtempfindlichkeit steigt, Müdigkeit, Unruhe	Leberwerterhöhungen, gastrointestinale Beschwerden

Was kann man gegen diese Nebenwirkungen tun?

- **Appetitlosigkeit, Übelkeit:** kleine Zwischenmahlzeiten einnehmen.

- **Akkomodationsstörungen (Sehstörungen):** Rücksprache mit dem Arzt suchen, falls die Nebenwirkung nach drei bis vier Wochen noch vorhanden ist.

- **Verstopfung:** Ballaststoffreich essen, ausreichend trinken, evtl. Lactulose. Nur im Ausnahmefall Abführmittel, zum Beispiel mit Bisacodyl oder Natriumpicosulfat, einnehmen.

- **Mundtrockenheit:** Lutschbonbons, viel Trinken, notfalls künstlicher Speichel (in der Apotheke, verschiedene Geschmacksrichtungen verfügbar).

- **Zittern:** Rücksprache mit dem Arzt suchen, falls die Nebenwirkung länger als zwei Wochen anhält oder gar schlimmer wird, gegebenenfalls Wechsel des Präparats.

- **Müdigkeit:** Hauptdosis abends einnehmen, nicht Auto fahren.

- **Vermehrtes Schwitzen:** Rücksprache mit dem Arzt suchen, falls dies als zu störend empfunden wird. Die Nebenwirkung bleibt meist bis zum Absetzen bestehen.

- **Blutdrucksenkung:** langsam vom Bett/Stuhl aufstehen und dem Körper Zeit geben, den Blutdruck zu regulieren. Ausreichend trinken. Bei Anhalten der Nebenwirkung über zwei bis drei Wochen den Arzt aufsuchen.

- **Kopfschmerzen:** Die Einnahme einer Kopfschmerztablette kann helfen. Die Nebenwirkung tritt meist in den ersten zwei bis drei Behandlungstagen auf und klingt danach ab.

- **Unruhe:** gegebenenfalls ist bei starker Unruhe durch Antidepressiva in der Eindosierungsphase zusätzlich ein beruhigendes Medikament erforderlich. Daher die Problematik mit dem Arzt besprechen.

- **Durchfall:** Ballaststoffhaltiges Essen. Bei Anhalten der Nebenwirkung über eine Woche nach Behandlungsbeginn den Arzt informieren. Meist ist es erforderlich, das Präparat abzusetzen.

Viele Nebenwirkungen lassen sich abschwächen.

Seltenere Nebenwirkungen:

- **Gewichtszunahme:** Versuchen, Maß zu halten, hochkalorische Lebensmittel meiden. Ernährungsberatung und Ernährungsumstellung, vermehrt Sport treiben.
- **Störungen der Sexualfunktion wie verminderte Libido, Orgasmus- oder Erektionsstörungen:** Arzt aufsuchen und das Präparat wechseln. Diese Störung ist reversibel, das heißt, nach Absetzen ist wieder eine normale Sexualfunktion vorhanden.
- **Harnverhalt:** sofort Arzt aufsuchen!
- **Tachykardie:** Arzt aufsuchen und Rücksprache halten, falls diese Nebenwirkung länger als einige Tage anhält, eventuell EKG-Kontrolle durchführen.
- **Allergische Reaktionen:** sofort Arzt aufsuchen!
- **Bewusstseinsstörungen:** Der Patient ist verwirrt und benimmt sich auffällig seit der Einnahme. Sofort Arzt aufsuchen und das Medikament zunächst nicht mehr verabreichen.

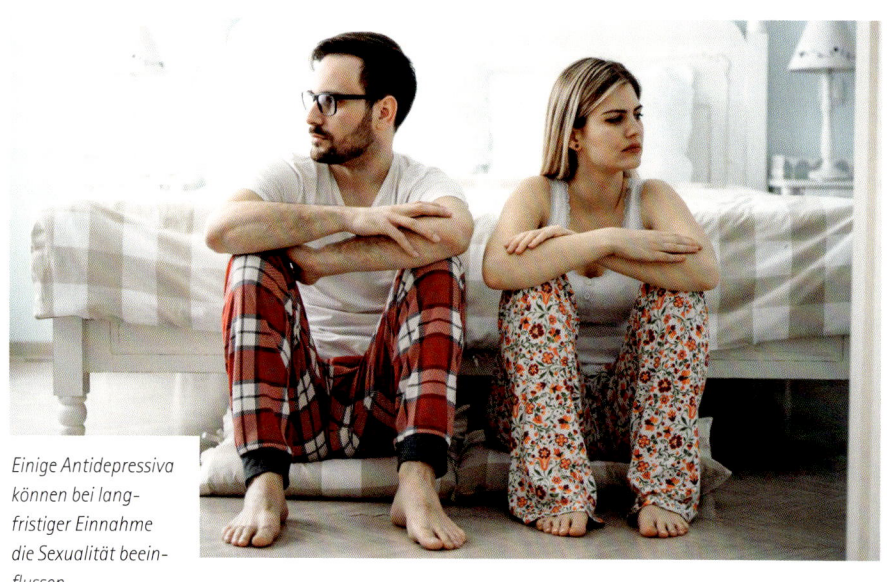

Einige Antidepressiva können bei langfristiger Einnahme die Sexualität beeinflussen.

Besonderheiten bei älteren Menschen

Bei älteren Menschen nehmen durch natürliche Alterungsprozesse die Leber- und Nierenfunktion ab, dadurch werden die Arzneimittel nicht mehr so schnell aus dem Körper ausgeschieden. Meist sind daher niedrigere Antidepressiva-Dosierungen nötig. Trizyklische Antidepressiva (Amitriptylin, Doxepin, Clomipramin, Trimipramin, Opipramol) sind für ältere Menschen aufgrund der möglichen Nebenwirkungen das Herz betreffend nicht geeignet. Bei Serotonin- sowie Serotonin- und Noradrenalin-Wiederaufnahmehemmern kann sich das Blutungsrisiko bei der Kombination mit Blutgerinnungshemmern (ASS, Phenprocoumon, Apixaban, Rivaroxaban, Dagibatran u.a.) erhöhen. Sollte dies der Fall sein, so stehen dennoch andere Antidepressiva wie Mirtazapin, Agomelatin, Tianeptin, Bupropion oder Reboxetin zur Verfügung, bei denen das Blutungsrisiko nicht ansteigt.

Verändert ein Antidepressivum meine Persönlichkeit?

Antidepressiva verändern die Persönlichkeit NICHT. Vielmehr ist es die psychische Erkrankung, die aus einem lebensfrohen Menschen einen zutiefst traurigen Menschen macht. Manchmal sind Patienten durch eine nicht erkannte Depression lange Zeit von den Symptomen sehr gequält, bis sie dann ein Antidepressivum oder Psychotherapie erhalten und die Depression damit behandelt wird. Für das Umfeld wird eine Besserung der Depression dann oft als „Veränderung" erlebt, da die Betroffenen meist wieder selbstsicherer werden und sich im Umgang mit schwierigen Situationen anders verhalten. In der Psychotherapie lernt man unter anderem, wie man mit Stress umgeht oder sich davor schützt, zum Beispiel auch durch Nein sagen. Dies sind Veränderungen die dem Umfeld natürlich auffallen, die jedoch nichts mit einer Persönlichkeitsveränderung zu tun haben.

Antidepressiva absetzen

Antidepressiva machen NICHT abhängig und können jederzeit abgesetzt werden. Allerdings können Absetznebenwirkungen wie Schwindel, Kopfschmerzen, Muskelzuckungen oder von Patienten als „Stromschläge durch den Kopf" beschriebene Phänomene, sogenannte „Zapps", auftreten. Deshalb kann ein plötzliches Absetzen, insbesondere bei höheren Dosierungen, nicht empfohlen werden. Die Symptome sind an sich harmlos, jedoch sehr unangenehm. Absetznebenwirkungen beginnen meist zwei Tage nach Absetzen des Antidepressivums und betreffen etwa jeden fünften Patienten, der Antidepressiva absetzt. Bei einer Therapiedauer von vier bis maximal acht Wochen – zum Beispiel bei Absetzen eines Antidepressivums wegen Nebenwirkungen – treten gewöhnlich noch keine Absetznebenwirkungen auf. Bei längerer Einnahme können sie sich jedoch bemerkbar machen, wobei es keinen Unterschied mehr zu geben scheint, ob die Einnahme mehr als zwei Monate oder mehrere Jahre beträgt. Bei den meisten Patienten, bei denen diese Nebenwirkungen auftreten, verschwinden die Symptome innerhalb von fünf bis acht Tagen. In seltenen Fällen sind auch längere Verläufe von bis zu drei Wochen bekannt. Absetznebenwirkungen klingen von alleine ab.

Antidepressiva schleicht man über einen Zeitraum von etwa zwei Wochen aus. Nur bei Fluoxetin ist ein abruptes Absetzen möglich.

Es gibt deutliche Unterschiede für das Risiko des Auftretens von Absetznebenwirkungen zwischen den einzelnen Antidepressiva. Meist sind die Absetznebenwirkungen leichter Natur und bedürfen keines Managements. Nur selten sind sie so schwer, dass ein Handeln erforderlich wird. Die Absetznebenwirkungen sind für alle Antidepressiva-Klassen beschrieben: SSRI, SSNRI, SNRI, Tianeptin, Mirtazapin, MAO-Hemmer und Trizyklika. Das Risiko für Absetznebenwirkungen scheint für die sogenannten 2. Generations-Antidepressiva SSRI und SSNRI jedoch höher zu sein als für die erste Generation der MAO-Hemmer und Trizyklika. Die Absetznebenwirkungen der einzelnen Antidepressiva-Gruppen unterscheiden sich dabei stark voneinander (siehe folgende Tabelle).

Typische Nebenwirkungen nach dem Absetzen

Wo sie sich zeigen	Wie sie sich zeigen	SSRI	SSNRI	NaSSa	Trizyk-lika	MAO-Hemmer
Sinnens-organe	Parästhesien	X	X			
	Tinnitus	X	X			
	Taubheitsgefühle	X	X			
	Sehstörungen	X	X			
	Stromschlag-ähnliche Wahrneh-mungen („Zapps", „Brain-Zapps")	X	X			
Nerven-system	Benommenheit	X	X	X		
	Schwindel	X	X	X	X	
	Gangstörungen	X	X		X	
	Kopfschmerzen	X	X	X	X	X
	Schlaflosigkeit	X	X	X	X	X
	Übermäßige Tagesmüdigkeit	X	X	X	X	X
	Albträume	X	X	X	X	X
Bewegungs-apparat	Schwäche und Fatigue	X	X	X	X	X
	Starkes Schlafbedürfnis	X	X	X	X	X
	Zittern	X	X		X	
	Muskelzuckungen	X	X			X
Körper	Schwitzen	X	X	X	X	
	Schmerzen, Schüttelfrost, Muskel-schmerzen, Fieber (grippeähnliche Symptome)	X	X	X	X	X
	Herzrhythmusstörungen				X	
Magen-Darm-Trakt	Erbrechen	X	X	X	X	
	Übelkeit	X	X	X	X	
	Bauschmerzen	X	X	X	X	
	Durchfall	X	X	X	X	
Psyche	Unruhe	X	X			
	Angst	X	X			
	Gereiztheit, Aggressivität	X	X			
	Manie, Hypomanie			X	X	X
	Niedergedrückte Stimmung	X	X	X	X	X
	Delir und Psychose					X
	Halluzinationen					X
	Katatonie					X
	Gedächtnisstörungen	X	X	X	X	X
	Konzentrationsstörungen	X	X	X	X	X

Wie entstehen Absetznebenwirkungen?

Antidepressiva blockieren den Serotonin-Transporter, sie verriegeln also die Eingangstür für den Botenstoff Serotonin in die Nervenzelle. Dadurch erhöht sich die Serotonin-Konzentration im Raum zwischen den Nervenzellen, dem synaptischen Spalt, und als Reaktion darauf sinkt die Zahl der Bindungsstellen für Serotonin. Diese Veränderungen der Rezeptoren und die nachgeschalteten Prozesse in der Nervenzelle erklären die antidepressive Wirkung des Medikaments.

Wenn man nun das Antidepressivum absetzt, dann wird der Serotonin-Transporter nicht mehr blockiert. Nun kann das Serotonin wieder vermehrt in die ausschüttende Nervenzelle aufgenommen werden, und die Serotonin-Konzentration im synaptischen Spalt sinkt relativ plötzlich. Dabei verändert sich die Rezeptordichte aber nicht sofort. Dieser Vorgang benötigt ein bis zwei Wochen. In diesem Zeitraum klingen die Absetznebenwirkungen ab.

Es entsteht also beim Absetzen ein Ungleichgewicht, welches zu den für jede Antidepressiva-Gruppe typischen Absetznebenwirkungen führen kann. Schlafstörungen zum Beispiel entstehen, weil Serotonin im Zusammenspiel mit anderen Botenstoffen den Schlaf reguliert. Serotonin wirkt auch auf den Magen-Darm-Trakt, weil es sehr viele Serotonin-Rezeptoren in der Darmschleimhaut gibt. Wenn man plötzlich das Antidepressivum absetzt und somit den Botenstoff wegnimmt, dann kann das zu Durchfall oder Verstopfung führen.

Um die Absetznebenwirkungen zu vermeiden, sollten Antidepressiva nicht abrupt abgesetzt, sondern besser langsam „ausgeschlichen" werden. Dazu reduziert man die eingenommene Dosis schrittweise bis zum gänzlichen Absetzen. Normalerweise erreicht man ein Absetzen durch Ausschleichen nach spätestens zwei Wochen.

Idealerweise sollte der behandelnde Arzt über den Absetzwunsch informiert werden, anstatt die Medikation selbst alleine abzusetzen. Beim Absetzen kann es zu einem Rückfall kommen und daher ist eine genaue Beobachtung in den Wochen nach dem Absetzen sehr wichtig. Bei unerwartet schweren Nebenwirkungen kann die Medikation sofort abgesetzt werden.

Gründe für das Absetzen von Antidepressiva und somit das Entstehen von Absetznebenwirkungen können sein:
- Mangelndes Ansprechen auf die Therapie
- Umstellung auf ein anderes Antidepressivum (Switch)
- Anpassungsstörungen beim Neugeborenen (nach der Entbindung, bei Einnahme von Antidepressiva während der Schwangerschaft)
- Lieferengpässe/Marktrücknahmen von Medikamenten
- Schwangerschaft/Stillzeit
- Unregelmäßige Einnahme durch den Patienten
- Therapieende
- Auftreten von Nebenwirkungen

Den Zeitpunkt für das Absetzen sorgfältig wählen: Es empfiehlt sich, eine stabile Phase abzuwarten, bei der wenig Stress besteht.

Was tun bei schweren Absetznebenwirkungen, trotz langsamen Ausschleichens?

Beim Auftreten von schweren Absetznebenwirkungen kann das Wiederansetzen beziehungsweise Erhöhen der Dosis auf die letzte Dosis, bei der keine Absetznebenwirkungen auftreten, sofortige Linderung bringen. Die Dosisreduktion sollte dann langsamer durchgeführt werden. Auch der Wechsel zu einem anderen Antidepressivum, das aufgrund flüssiger Darreichungsformen in kleineren Schritten reduziert werden kann, ist möglich.

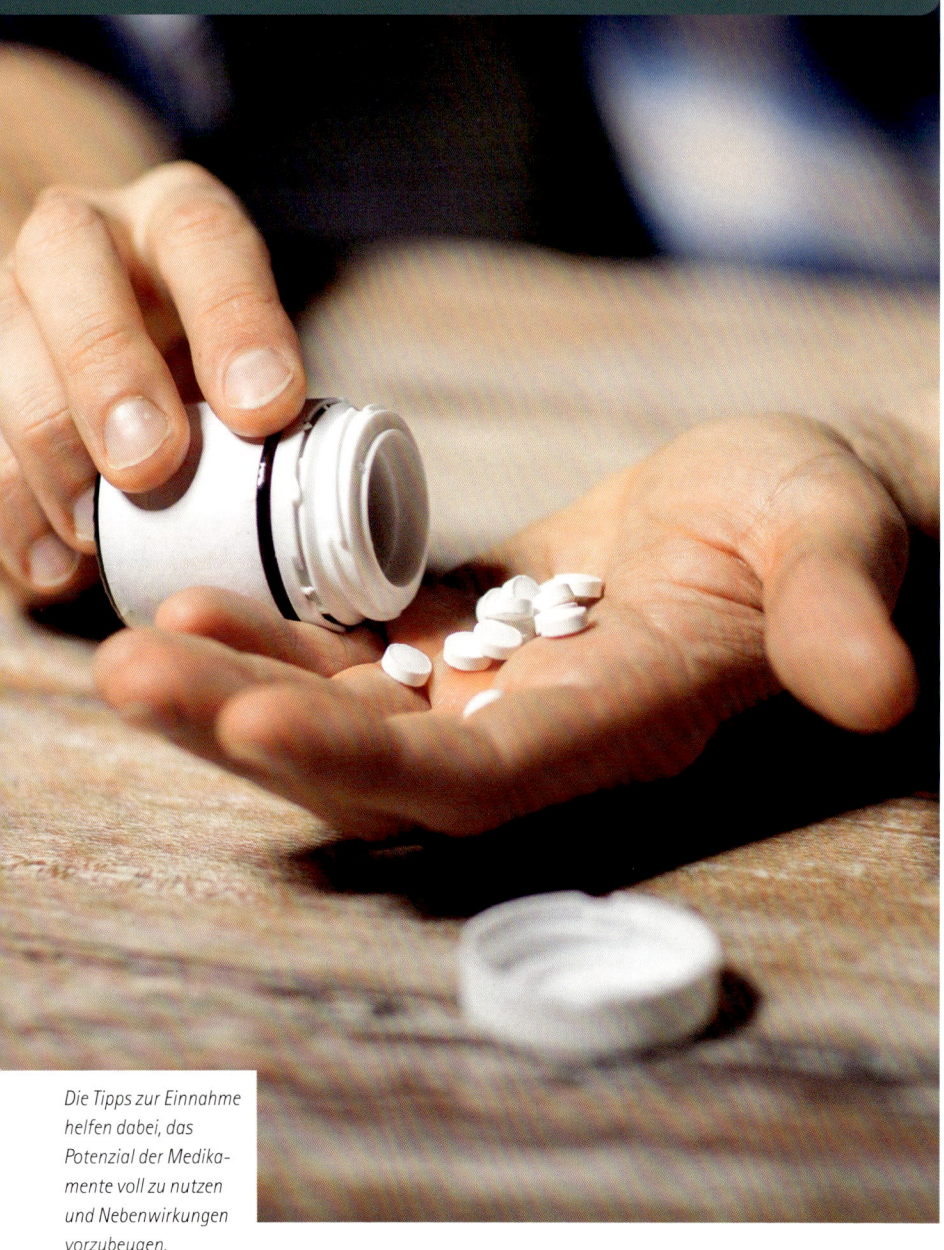

Die Tipps zur Einnahme helfen dabei, das Potenzial der Medikamente voll zu nutzen und Nebenwirkungen vorzubeugen.

1. Die Kombination von Antidepressiva mit Alkohol oder anderen zentral dämpfenden Substanzen möglichst vermeiden.

2. Die antidepressive Medikation sollte immer nur Teil eines Gesamtkonzeptes zur Behandlung der psychischen Erkrankung sein und nicht alleinig eingesetzt werden.

3. Das Absetzen von Antidepressiva erfolgt am besten schrittweise, da Absetzphänomene auftreten können.

4. Antriebssteigernde Antidepressiva morgens einnehmen, da diese ansonsten den Schlaf stören können.

5. Die stimmungsaufhellende Wirkung der Antidepressiva setzt nach frühestens sieben Tagen ein. Die antriebssteigernde Wirkung kann jedoch schon in den ersten Behandlungstagen beginnen.

6. Sollte Übelkeit auftreten, so können kleine Zwischenmahlzeiten helfen, die Übelkeit zu reduzieren. Diese und andere Nebenwirkungen klingen meist nach den ersten Behandlungstagen ab.

7. Bei schlaffördernden Antidepressiva kann es auch tagsüber zu starker Müdigkeit kommen, so dass Autofahren oder Bedienen von Maschinen nicht möglich ist.

8. Antidepressiva müssen regelmäßig eingenommen werden.

9. Die Einnahmedauer beträgt mindestens sechs bis zwölf Monate.

10. Antidepressiva unterscheiden sich hinsichtlich der Einnahmehinweise. Beachten sie die Packungsbeilage und nehmen Sie das Medikament so, wie vom Hersteller empfohlen.

Medikamente sollten immer mit ausreichend Flüssigkeit, am besten mit reinem Wasser, eingenommen werden.

Hausapotheke anpassen

Fast jeder besitzt eine Hausapotheke mit Medikamenten gegen die wichtigsten alltäglichen Beschwerden. Für Menschen, die Antidepressiva einnehmen, kann das ein oder andere lange gewohnte Mittel allerdings problematisch werden, denn wie vorher beschrieben kann es zu zahlreichen Wechselwirkungen kommen. Wenngleich diese nicht zwingend auftreten müssen, so gibt es doch Alternativen, bei denen keine Wechselwirkungen befürchtet werden müssen. Welche Präparate sich bei der gleichzeitigen Einnahme von Antidepressiva für die Hausapotheke eignen, zeigt die folgende Tabelle.

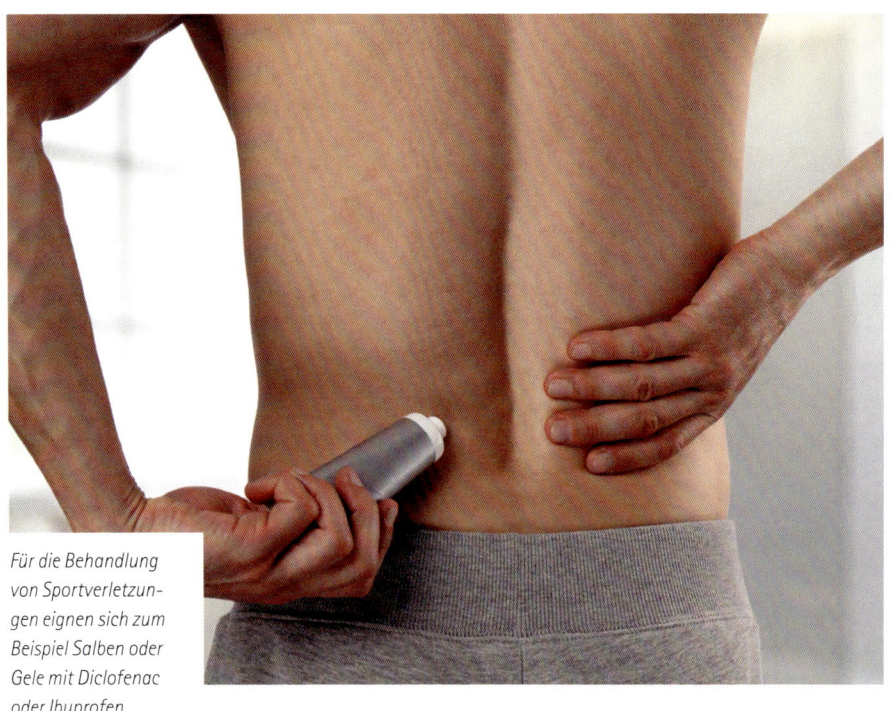

Für die Behandlung von Sportverletzungen eignen sich zum Beispiel Salben oder Gele mit Diclofenac oder Ibuprofen.

Geeignete Mittel für die Hausapotheke

Symptom	Medikamente
Schmerzen und Fieber	Paracetamol
Halsschmerzen	Salbei, Isländisch Moos, bei stärkeren Schmerzen auch Sprays oder Lutschtabletten mit schmerzlindernden Inhaltstoffen
Schnupfen	Xylometazolin außer bei der Einnahme von Tranylcypromin. Dann nur Salzlösungen möglich, gegebenenfalls Inhalationsstift oder Salben mit ätherischen Ölen
Husten	ACC, Ambroxol, Efeuextrakt, Thymianextrakt, bei Reizhusten Eibischextrakt, Isländisch Moos
Sodbrennen	Hydrotalcit, Magaldrat, bei Refluxerkrankung auch Pantoprazol
Verstopfung	Macrogol, Lactulose, bei stärkeren Beschwerden auch Bisacodyl oder Natriumpicosulfat
Übelkeit	Pflanzliche Extrakte mit krampflösender, gallenflussanregender Wirkung
Trockene Augen	Hyaluronsäure, künstliche Tränen
Durchfall	Elektrolytlösungen, Loperamid
Juckreiz	Gel zum Juckreizstillen. Bei stärkeren allergischen Reaktionen können auch Loratadin oder Cetirizin erforderlich sein.
Sportverletzungen	Beinwellextrakt als Gel oder Salbe, Diclofenac- oder Ibuprofenhaltige Gele
Wundheilung	Dexpanthenol Salbe
Wunddesinfektion	Spray mit Octenidin

Darüber hinaus können Sie sich in der Apotheke individuell beraten lassen. Informieren Sie den Apotheker dabei unbedingt über alle von Ihnen eingenommenen Medikamente. Dies gilt auch für eine ärztliche Beratung vor der Verordnung von neuen Medikamenten. Es empfiehlt sich, einen Medikationsplan mitzuführen, auf dem alle Medikamente aufgeführt sind. Dieser sollte regelmäßig geprüft und gegebenenfalls korrigiert werden.

Weitere Behandlungsmethoden

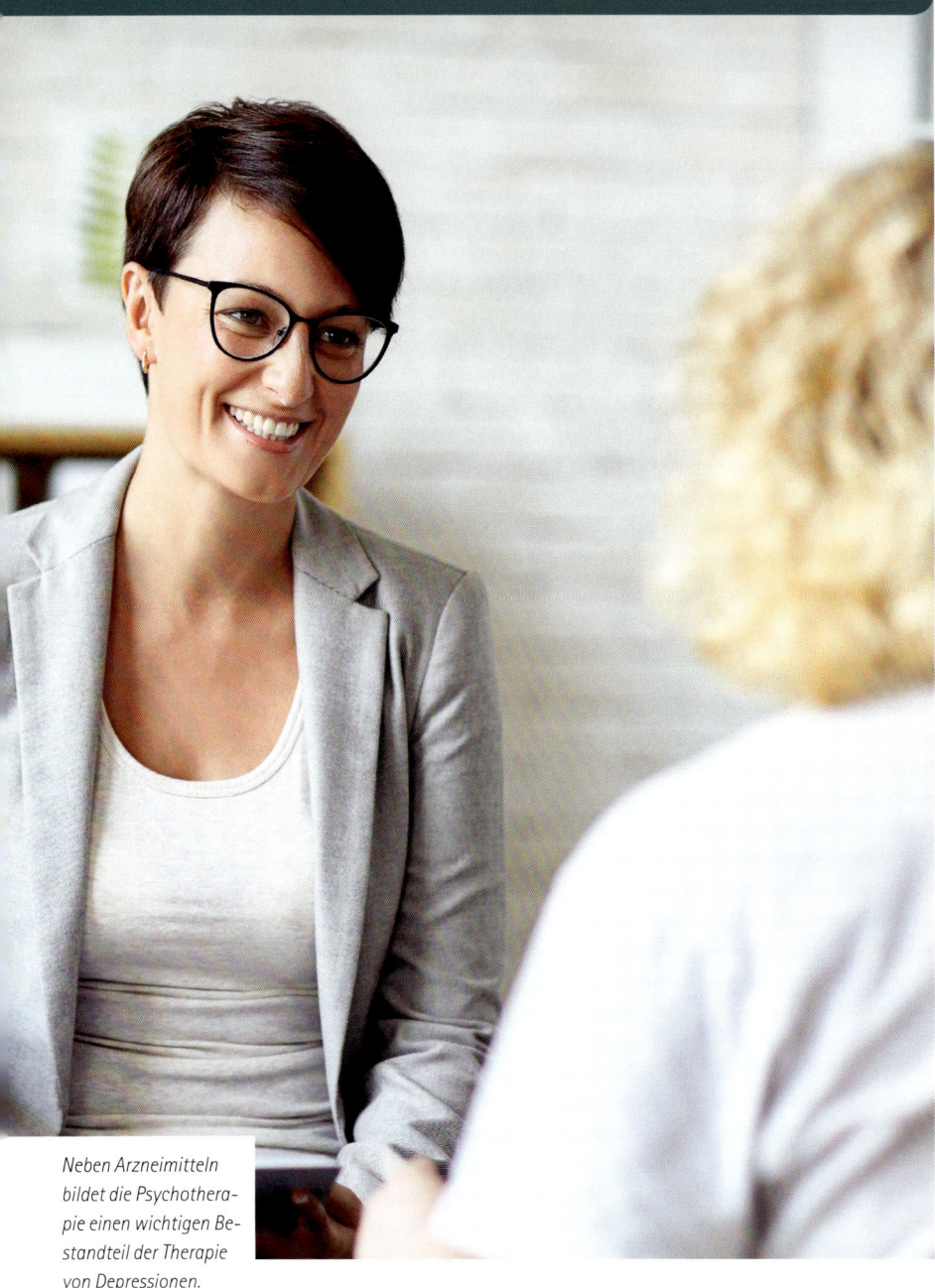

Neben Arzneimitteln bildet die Psychotherapie einen wichtigen Bestandteil der Therapie von Depressionen.

Überblick über nichtmedikamentöse Therapieverfahren

Psychotherapie

Neben der Pharmakotherapie gehört zur Behandlung von Depressionen immer eine Psychotherapie dazu. Es gibt verschiedene Formen der Psychotherapie. Für jede Therapie gilt: Der Betroffene muss bereit sein, sich zu öffnen und selbst zu reflektieren. Eine Psychotherapie kostet viel Kraft, die es jedoch lohnt, zu investieren. Übernommen werden die Kosten einer Psychotherapie von den gesetzlichen Krankenkassen, wenn es sich um ein sogenanntes Richtlinienverfahren handelt. Folgende Psychotherapieverfahren sind von den Kassen anerkannt: Verhaltenstherapie, tiefenpsychologisch fundierte Psychotherapie und Psychoanalyse.

Fragen Sie bei der telefonischen Voranmeldung beim Psychotherapeuten, ob eine Kostenübernahme durch Ihre Krankenkasse erfolgen kann.

Bei der Verhaltenstherapie geht man davon aus, dass Verhalten unter anderem durch Beobachtung oder Konditionierung erlernt wird und daher auch wieder verändert werden kann. Bei der sogenannten kognitiven Verhaltenstherapie, die sich bei Depressionen als besonders wirksam erwiesen hat, werden negative Gedanken und Bewertungen als Ursache für negative Gefühle angenommen. In der Therapie werden diese oft automatisch auftretenden Gedanken identifiziert und auf ihre Sinnhaftigkeit überprüft sowie alternative Überzeugungen erarbeitet und trainiert. Die Verhaltenstherapie legt den Schwerpunkt auf die aktuellen Probleme und das Erlernen von Bewältigungsstrategien. Sie dient der Hilfe zur Selbsthilfe. Zu Beginn werden klare Therapieziele formuliert und vereinbart, die im Laufe der Therapie überprüft werden. Verhaltenstherapeuten geben häufig konkrete Handlungsanleitungen und Hausaufgaben.

Im Rahmen der tiefenpsychologisch fundierten Therapie liegt der Schwerpunkt auf dem Erkennen von Konflikten, die in der aktuellen Lebenssituation auftreten und zur Aufrechterhaltung oder Entstehung der Symptome beitragen. Sie werden beleuchtet und bearbeitet, wobei der Blick immer wieder in die Vergangenheit gerichtet wird, um Zusammenhänge besser verstehen zu können. Ziele der Behandlung und Schwerpunkte der Konfliktbearbeitung (Partnerschaftskonflikt, Konflikt mit Vorgesetztem) werden formuliert und zu Beginn der Behandlung festgelegt. Während der Behandlung werden sie überpüft und gegebenenfalls angepasst.

Die klassische Psychoanalyse findet heute nur noch selten bei ganz leichten Ausprägungen der Depression Anwendung. Sie erfordert eine deutliche Stabilität des psychischen Zustandes, wie sie bei depressiven Erkrankungen oft nicht gegeben ist, daher spielt sie heute in der Behandlung eine eher untergeordnete Rolle. Sie basiert auf der Theorie, dass es einen ursächlichen Zusammenhang zwischen der aktuellen psychischen Entwicklung (mit Bedürfnissen, Wünschen, Begehrlichkeiten und Verhalten; unabhängig ob bewusst oder unbewusst) und den Erlebnissen aus der Vergangenheit gibt.

> *Fragen Sie Ihren behandelnden Arzt nach der für Sie am besten geeigneten Psychotherapiemethode und suchen Sie sich dann die darauf spezialisierten Therapeuten in Ihrer Nähe heraus.*

Übliche Praxis ist es heutzutage, integrativ psychotherapeutisch zu arbeiten. Dabei kombiniert der Therapeut entsprechend der Krankheitssymptome und der persönlichen Situation verschiedene Elemente der Psychotherapieverfahren, so dass sie den individuellen Bedürfnissen des Patienten und seiner Erkrankung am ehesten gerecht werden und damit den größtmöglichen Effekt erzielen.

Es gibt noch weitere Therapieverfahren, wie die Licht- und Wachtherapie, die den Effekt von medikamentöser und Psychotherapie unterstützen können. Auch Bewegung, Sport und positive soziale Kontakte können ebenfalls zu einer Reduktion der Symptome und damit zu einer Stabilisierung führen. Im

Krankenhaus werden neben der Psychotherapie meist noch Bewegungstherapie, Ergotherapie, Tanz-, Kunst-, Musik-, und/ oder Theatertherapie angeboten. Die Verfahren werden im Weiteren vorgestellt:

Lichttherapie

Diese Therapie kommt insbesondere bei Menschen in Betracht, die depressive Symptome in der dunklen Jahreszeit entwickeln. Man geht davon aus, dass die Lichttherapie den Serotoningehalt im Gehirn steigert. Bei der Durchführung werden die Patienten täglich, möglichst früh am Morgen, in mindestens einem Meter Abstand für 20 bis 60 Minuten einer speziellen medizinisch geprüften starken Lichtquelle (10.000 Lux) ausgesetzt. Wenn die Therapie anspricht, führt man sie am besten während der gesamten dunklen Jahreszeit fort. Einige Arztpraxen und psychiatrische Ambulanzen bieten diese Behandlung an und rechnen dies mit der Krankenkasse ab. Wem das zu aufwendig ist, der kann sich ein solches Gerät anschaffen. Achten Sie auf die ausgewiesene Beleuchtungsstärke (mind. 10.000 Lux). Geräte gibt es ab etwa 150 Euro. Dabei ist darauf zu achten, Geräte nicht im Discounter, sondern in Fachgeschäften für Medizinprodukte zu erwerben. Achten Sie auch auf das TÜV-Prüf- und Gütesiegel.

> *Gerade bei „Winter-Depressionen" kann eine Lichttherapie helfen.*

Wachtherapie

Der Wachtherapie liegt die Theorie zugrunde, dass die REM-Schlafphasen am Morgen die depressive Symptomatik verstärken. Mit der Wachtherapie versucht man, diesem Mechanismus entgegenzuwirken. Die Patienten müssen bei der Durchführung nachts teilweise (Wecken um 2 Uhr nachts) oder ganz wach bleiben. In Gruppen fällt dies meist leichter, denn die Gefahr bei Langeweile doch einzuschlafen, ist deutlich geringer, wenn man gemeinsamen Aktivitäten nachgehen kann. Diese Therapie wird vor allem im stationären Bereich von psychiatrischen und psychotherapeutischen Kliniken durchgeführt, kann aber auch ambulant erfolgen. Die antidepressive Wirkung tritt oft bereits am nächsten Tag ein, hält jedoch nicht dauerhaft an, so dass sich eine Wiederholung bis zweimal wöchentlich empfiehlt. Die Wachtherapie ist sowohl bei mittelschweren als auch bei schweren depressiven Zuständen wirksam.

Ergotherapie

Die Ergotherapie bietet die Möglichkeit, mit der Arbeit an verschiedenen Materialien (zum Beispiel Pappe und Papier, Holz, Peddigrohr, Ton) Konzentration, soziale Kompetenz, Belastungsfähigkeit, Wahrnehmung von Gefühlen und Tagesstruktur zu verbessern.

Diese Therapie kann von Fachärzten auch im ambulanten Bereich als Heilmittel verordnet werden. Am besten klärt man jedoch zuvor, ob der ambulante Ergotherapeut Erfahrung mit der Behandlung von depressiven Patienten hat, da nicht jeder Ergotherapeut darauf spezialisiert ist.

Ambulant werden Kunst-, Theater-, Musik- und Bewegungstherapie nicht von den gesetzlichen Krankenkassen übernommen.

Kunsttherapie

Kunsttherapie ermöglicht das Wahrnehmen und Ausdrücken von Gefühlen mit Farbe und Form. Die kunsttherapeutische Arbeit hilft, wieder mit sich selbst in Kontakt zu treten, sich selbst mit Gefühlen, Gedanken, Ängsten und Bedürfnissen auszudrücken und wahrzunehmen. Kunsttherapie wird in der Regel im stationären Bereich angeboten, ambulant wird sie nicht von den gesetzlichen Krankenkassen übernommen.

Tanztherapie

Die Tanztherapie ermöglicht das spielerische Wahrnehmen des Körpers und seiner Gefühle. Auch können Gefühle über die Körperbewegungen ausgedrückt werden, wenn es schwerfällt, diese in Worte zu fassen. Tanztherapie wird stationär angeboten, eine ambulante Erstattung durch die Krankenkassen erfolgt nicht.

Sport- und Bewegungstherapie

Zahlreiche Studien konnten nachweisen, dass Bewegung und sportliche Aktivität unter anderem durch die damit verbundene Ausschüttung von Botenstoffen und eine verbesserte Durchblutung im Gehirn antidepressive Wirkung entfalten. Bereits bei Bewegungseinheiten von dreimal 20 Minuten in der Woche kann sich dieser Effekt zeigen. Daher ist Sport- und Bewegungstherapie ein wesentlicher Bestandteil der Behandlung von Depressionen. Hierbei geht es nicht um Leistungssport, sondern um Bewegung und Sport, die Freude bereiten und eine gewisse Leichtigkeit mit sich bringen. Diese Therapien werden meist unterstützend in Kliniken und Tageskliniken angeboten. Einige Studien belegen eine sehr positive Wirkung von Ausdauersportarten, wenn es darum geht, Depressionen zu behandeln und weiteren Episoden vorzubeugen.

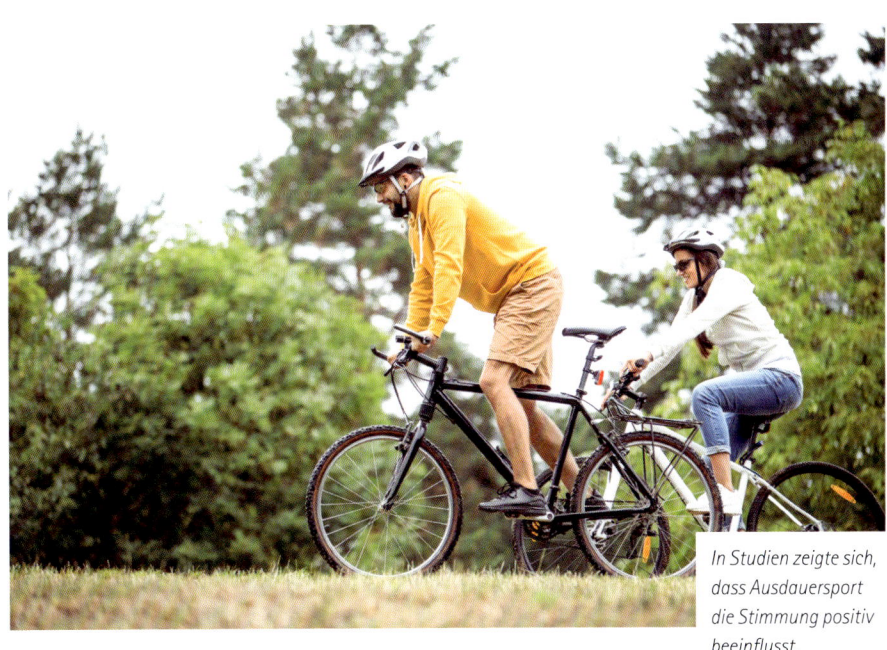

In Studien zeigte sich, dass Ausdauersport die Stimmung positiv beeinflusst.

Musiktherapie

Auch durch Musiktherapie verändert sich die Konzentration der Botenstoffe im Gehirn. Wie bei anderen Kreativtherapien werden die Wahrnehmung von eigenen Gefühlen und der Ausdruck von Gefühlen über verschiedene Formen von Musik und Instrumenten ermöglicht. Diese Therapie wird meist in psychiatrischen und psychotherapeutischen Kliniken angeboten.

Entspannungsverfahren

Zu den Entspannungsverfahren zählen die progressive Muskelentspannung, autogenes Training, Yoga und Achtsamkeitsmeditationen. Sie sind als zusätzliche Maßnahmen zu den bereits genannten Therapien hilfreich in der Behandlung von Depressionen. Nicht jede Form der Entspannung ist für jeden Menschen geeignet, daher wählt jeder Betroffene die für ihn passende Form.

Diese Therapien werden in Kliniken und Institutsambulanzen angeboten, können jedoch auch bei Bildungswerken oder Volkshochschulen erlernt werden. Bei zertifizierten Kursen beteiligen sich die Krankenkassen häufig an den Kursgebühren.

Elektrokrampftherapie (EKT)

Pharmakologisch ausgelöste Krampfanfälle als therapeutisches Prinzip wurden erstmals von dem Ungarn Ladislaus von Meduna 1934 angewendet. Um das Verfahren zu verbessern, führten die Italiener Cerletti und Bini im Jahre 1938 die Elektrokrampftherapie (EKT) ein. Die EKT kann der Arzt bei unzureichender Wirkung der Medikamenten- und der ergänzenden Therapien in Erwägung ziehen.

Bei der Elektrokrampftherapie wird ein epileptischer Anfall durch das Auflegen einer Elektrode an die Schläfe (meist einseitig) ausgelöst. Dieser Anfall dauert in der Regel etwa 25 Sekunden. Der

Patient befindet sich dabei in einer Kurznarkose. Um die normalerweise bei epileptischen Anfällen auftretenden typischen Muskelzuckungen zu verhindern, wird dem Patient ein Muskelrelaxans, also ein Muskelerschlaffungsmittel, gegeben. In der Regel erfolgt die Elektrokrampftherapie stationär. Die Prozedur wird auch ambulant in Krankenhäusern mit Anästhesie vorgenommen, das heißt, der Patient kommt nur zur Behandlung in die Klinik und kann nach einigen Stunden wieder nach Hause gehen. Meist werden etwa acht bis zwölf solcher Behandlungen im Abstand von zwei bis drei Tagen durchgeführt. Als Nebenwirkung treten insbesondere in Stunden bis Tagen nach dem Eingriff Gedächtnisstörungen auf, bei zweiseitiger Anwendung können diese auch länger anhalten, daher wird meist die einseitige Anwendung bevorzugt.

Die Wirksamkeit der EKT ist in vielen Studien sehr gut belegt. Es ist die wirksamste antidepressive Therapie, die derzeit zur Verfügung steht. Da der Effekt meist nur sechs Monate andauert, sind oft sogenannte Erhaltungs-EKT erforderlich. Das Risiko der EKT liegt in Herz-Kreislauf-Komplikationen, die durch die Narkose auftreten können.

Die Elektrokrampftherapie ist sehr wirksam gegen depressive Episoden.

Dass dieses Verfahren wirkt, scheint an zwei Effekten zu liegen: Durch einen Krampfanfall werden Botenstoffe freigesetzt, insbesondere die Monoamine. Zum zweiten fördern Krampfanfälle den Aufbau neuer Verbindungen zwischen den Nervenzellen im Gehirn. Ärzte nennen das Neuroplastizität. Insgesamt ähnelt die EKT damit der Wirkweise der Antidepressiva sehr stark. Auch bei der EKT empfiehlt sich immer eine Kombination mit Psychotherapie.

Eine Untersuchung aus dem Jahr 2008 ergab, dass in Deutschland jährlich 2.800 bis 4.000 Patienten mittels EKT behandelt werden – das sind insgesamt etwa 30.000 Behandlungen. 183 von 423 psychiatrischen Kliniken in Deutschland führen EKT-Behandlungen durch.

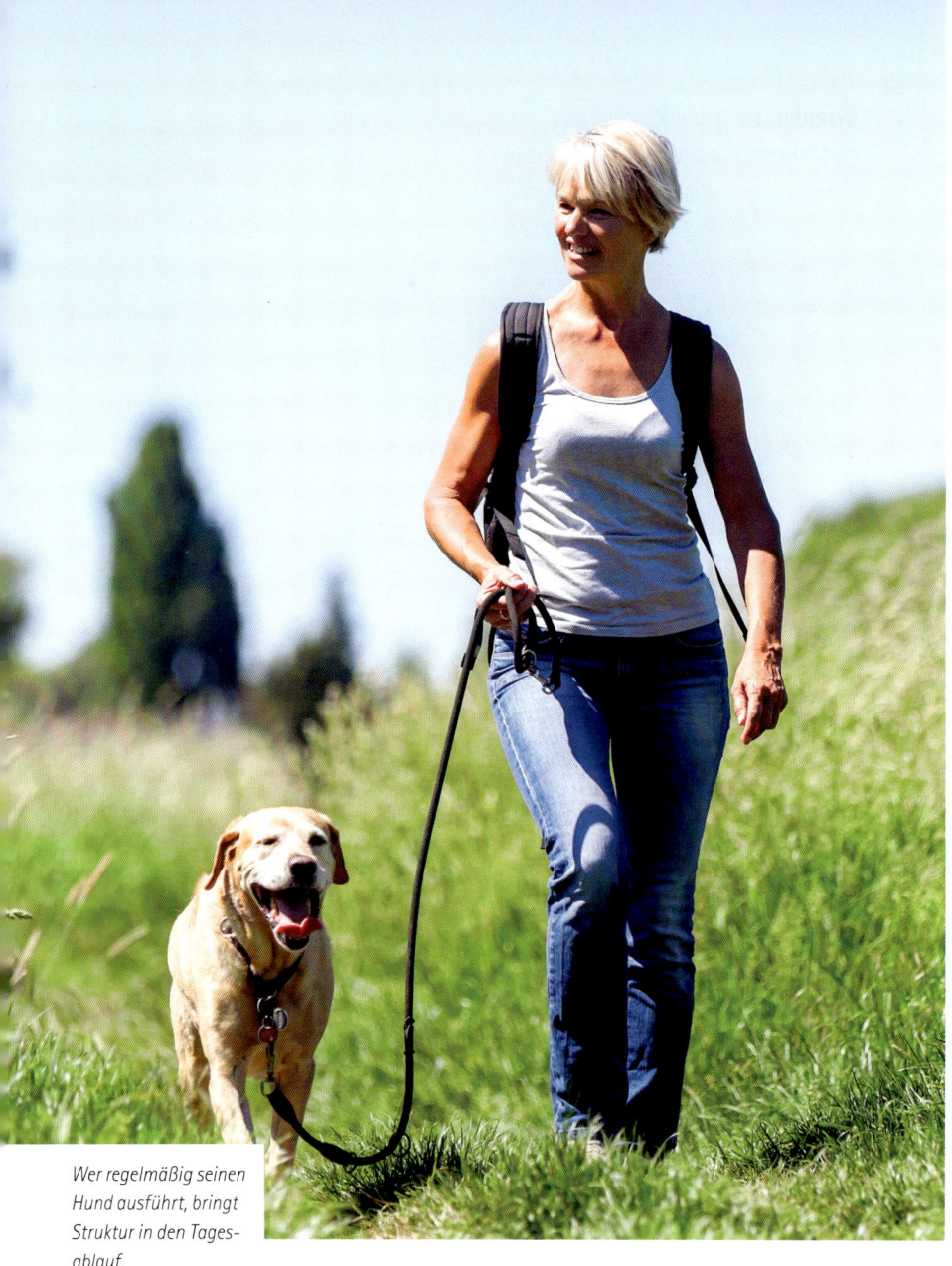

Wer regelmäßig seinen Hund ausführt, bringt Struktur in den Tagesablauf.

Tipps zur Vorbeugung

Ein regelmäßiger Tagesablauf, regelmäßige Mahlzeiten, regelmäßige Schlafzeiten sowie Sport beziehungsweise Bewegung an der frischen Luft, ausgewogene Ernährung, Rhythmen und Rituale können die psychische Gesundheit unterstützen. Vermeiden Sie Drogen- und Alkoholkonsum. Die Selbstfürsorge steht im Mittelpunkt dieser Maßnahmen.

1. Die Belastungen im Leben, die eine Depression auslösen können, lassen sich nicht einfach „ausschalten". Versuchen Sie jedoch, einen Ausgleich zu schaffen oder Wege zu finden, wie Sie mit einer Belastung besser umgehen können. Was können Sie sich an einem schlechten Tag Gutes tun, um einen Ausgleich für das Unangenehme zu schaffen?

2. Planen Sie regelmäßig positive, angenehme Aktivitäten in Ihren Alltag ein. Gehen Sie regelmäßig Ihren Hobbys nach oder finden Sie neue Hobbys und gönnen Sie sich nach anstrengenden Tätigkeiten eine Belohnung.

Sie können selbst viel für Ihre psychische Gesundheit tun.

3. Versuchen Sie, auch in schwierigen Phasen die positiven Aspekte des Lebens und Ihre eigenen Stärken anzuerkennen. Erwarten Sie nicht zu viel und erlauben Sie sich, Ihre eigenen Erfolge anzuerkennen und stolz auf das Erreichte zu sein.

4. Ein stabiles, unterstützendes soziales Netzwerk kann vor Depressionen schützen. Halten Sie daher regelmäßig Kontakt zu Freunden und Bekannten und sprechen Sie bei Schwierigkeiten und Belastungen mit einem Menschen Ihres Vertrauens.

5. Achten Sie auf regelmäßige Bewegung. Studien haben ergeben, dass Sport die Ausschüttung von Substanzen fördert, die sich positiv auf die Stimmung auswirken und das Selbstwertgefühl stärken. Die sportliche Aktivität findet am besten regelmäßig drei bis vier Mal pro Woche für 30 bis 60 Minuten statt. Spazierengehen reicht bereits aus.

6. Achten Sie auf Ihre eigenen Bedürfnisse und schützen Sie sich vor Überforderung, indem Sie auch manchmal Nein sagen.

7. Informieren Sie sich über die Erkrankung. Je mehr Sie wissen, desto besser können Sie aktiv an der Behandlung mitwirken.

8. Hält die niedergeschlagene Stimmung oder Antriebslosigkeit länger als 14 Tage an, dann holen Sie sich professionelle Hilfe – je schneller Maßnahmen gegen die Depression eingeleitet werden können, desto besser!

Selbsthilfe

Viele an Depression erkrankte Menschen fühlen sich in ihrem gewohnten Umfeld nicht verstanden und einsam. Sie entwickeln Schuldgefühle, weil sie ihren Angehörigen scheinbar nur noch zur Last fallen. Erkrankte empfinden es daher oft als große Erleichterung, im Kontakt mit anderen Betroffenen Verständnis zu finden und sich für ihr Verhalten und ihre Gedanken nicht rechtfertigen zu müssen. Eine Selbsthilfegruppe zu besuchen, kann daher ein wichtiger Schritt zur Akzeptanz der eigenen Erkrankung sein. Unter anderen Betroffenen fühlt man sich angenommen, und es fällt leichter, über die eigenen Probleme zu sprechen, vielleicht sogar von Erfahrungen der anderen Teilnehmer zu profitieren. Dies ist auch oft der Effekt einer Aufnahme in eine psychiatrisch-psychotherapeutische Klinik: Man trifft Menschen mit der gleichen Erkrankung, kann sich gegenseitig unterstützen und sich Mitpatienten leichter öffnen.

In Selbsthilfegruppen kann man viele wertvolle Tipps von Betroffenen erhalten.

Manche Betroffene haben durch die Krankheit fast alle sozialen Kontakte verloren. Für sie bieten Selbsthilfegruppen eine gute Möglichkeit, wieder unter Menschen zu gehen und ihr Befinden offen zu zeigen. Die meisten Gruppen werden von erfahrenen Betroffenen geleitet. Selbsthilfegruppen können eine wichtige Stütze sein, sie ersetzen jedoch keine fachliche Betreuung und

Behandlung. Arzt- und Therapeutenbesuche sind also parallel
dazu unbedingt weiterhin nötig. Informationen zu Selbsthilfegruppen in der eigenen Region gibt es zum Beispiel bei den
Selbsthilfekontaktstellen (in jeder größeren Stadt) und bei
NAKOS unter www.nakos.de/adressen/rot oder unter der Telefonnummer 030 31018960.

Stimmungstagebuch

Das Führen eines Stimmungstagebuchs kann helfen, zu erkennen, ob eine Besserung eintritt, beziehungsweise auch, ob sich
eine erneute depressive Episode oder Verschlechterung entwickelt. Durch das Stimmungstagebuch kann sich der behandelnde
Arzt ein gutes Bild über den Verlauf machen. Das tägliche Erhe-
ben der Stimmung kann zudem helfen, positive Tätigkeiten zu
identifizieren, die die Stimmung verbessert haben. Diese Tätigkeiten lassen sich dann häufiger in den Alltag einbauen. Wichtig ist,
das Tagebuch täglich auszufüllen.

Die Stimmungstagebücher können in Papierform oder auch in
Form einer App für das Smartphone aufgezeichnet werden.

Auf der folgenden Seite finden Sie ein Beispiel für ein tabellari-
sches Tagebuch.

Stimmungstagebuch

Kalenderwoche

Bitte ankreuzen

Tag	Tageszeit	Auslöser für Stimmung (Wetter, Stress, Schlafmangel etc.)	Stimmung gut	Stimmung befriedigend	Stimmung ausreichend	Stimmung schlecht	Beitrag zur Stimmungsänderung (z. B. Bewegung, Kontakte aufgesucht, Essen, Trinken, Medikamente)
Montag	Morgens						
	Mittags						
	Abend						
Dienstag	Morgens						
	Mittags						
	Abend						
Mittwoch	Morgens						
	Mittags						
	Abend						
Donnerstag	Morgens						
	Mittags						
	Abend						
Freitag	Morgens						
	Mittags						
	Abend						
Samstag	Morgens						
	Mittags						
	Abend						
Sonntag	Morgens						
	Mittags						
	Abend						

Frühwarnzeichen

Eine Depression kommt nicht plötzlich, sondern schleichend. Es ist daher wichtig, die eigenen Frühwarnzeichen zu beobachten und dann schnell Hilfe zu suchen. Einzeln auftretend haben sie oft noch keinen Krankheitswert. Treten sie aber gehäuft und intensiv auf, können sie ein Hinweis für die Entwicklung depressiver Symptome sein. Einige der häufig genannten Frühwarnzeichen sind:

- Müdigkeit, Erschöpfung, Schlappheit
- Kopfschmerzen
- körperliches Unwohlsein
- keine Lust, sich mit Freunden zu treffen, sich zu unterhalten
- am Wochenende zu Hause bleiben, obwohl man sonst gern ausging
- weniger, leiser sprechen als zuvor
- nicht wissen, was man sagen soll
- über Probleme grübeln, die zuvor keine Probleme waren
- Konzentrationsprobleme
- verlangsamtes Denken
- Probleme, sich zu erinnern
- Teilnahmslosigkeit
- verringerte Aktivität
- verringertes Selbstbewusstsein/Selbstwertgefühl
- Verspannungen im Nacken
- Schwierigkeiten, Entscheidungen zu treffen
- Druck auf der Brust, Kloß im Hals
- schlechtere/weniger Leistung in Beruf, Studium, Schule
- Schwierigkeiten, morgens aus dem Bett zu kommen
- Angstgefühle
- weniger oder mehr Appetit als sonst

- Gedanken daran, wie es wäre, nicht mehr da zu sein
- veränderte Trink- und Essgewohnheiten
- erhöhte Empfindlichkeit gegenüber Geräuschen
- innere Unruhe, Getrieben sein, Ungeduld
- Reizbarkeit
- nachts nicht schlafen können
- vermehrtes Grübeln
- Gedankenkreisen
- weniger Lust auf den Partner/Sexualität

Für Menschen, die bereits eine oder mehrere depressive Phasen erlitten haben, ist das Erkennen von Frühwarnsymptomen von großer Bedeutung, um einem Rückfall in die Depression vorzubeugen. Hier sollten zusätzliche Verhaltensregeln beachtet werden.

1. Akzeptieren Sie Ihre Depression als Krankheit. Auf diese Weise können Sie Ihre Lebensführung bewusst so gestalten, dass Sie erneuten depressiven Phasen vorbeugen und bei ersten Anzeichen (Frühwarnzeichen) eines Rückfalls rechtzeitig reagieren können.
2. Behalten Sie die Strategien im Gedächtnis, die Sie in einer Psychotherapie gelernt haben und wenden Sie diese regelmäßig an.
3. Wenden Sie sich bei ersten Anzeichen eines Rückfalls so bald wie möglich an einen Arzt. Je früher eine Behandlung eingeleitet wird, desto schwächer und kürzer wird die nächste depressive Phase ausfallen.
4. Setzen Sie die antidepressive Medikation nicht eigenständig ab.

Was tun bei Selbstmordgedanken?

Man unterschiedet zwischen Lebensüberdrussgedanken („am liebsten würde ich morgen einfach nicht mehr aufwachen") und Selbstmordgedanken, also Gedanken, dass und wie man sich das Leben nehmen würde. Wenn Selbstmordgedanken auftreten, sucht man am besten professionelle Hilfe. Psychiatrische Kliniken sind 24 Stunden telefonisch zu erreichen. Psychiatrische Ambulanzen stehen zu den gewöhnlichen Praxisöffnungszeiten ebenfalls für Notfälle zur Verfügung. Erkundigen Sie sich, welche Klinik und Ambulanz in Ihrer Region für Sie eine wohnortnahe Anlaufstelle ist. Sie erhalten die Information auch über das Ordnungsamt in Ihrer Stadt. Auf der Website der Stiftung Deutsche Depressionshilfe www.deutsche-depressionshilfe.de können Sie die Adresse der nächstgelegenen psychiatrischen Klinik herausfinden. Die Telefonnummern sollten Sie dann stets bei sich führen, um im Notfall sofort Hilfe rufen zu können. Auch kann ein Rettungsdienst über die Telefonnummer 112 zu Hilfe gerufen werden.

Manchmal reicht es aber auch, sich einem nahestehenden Menschen zu öffnen, darüber zu reden, um sich von den Selbstmordgedanken zu distanzieren. Sollte es schon öfter zu Selbstmordgedanken gekommen sein, so ist es hilfreich, eine nahestehende Person als Notfallperson miteinzubeziehen. Diese Notfallperson sollte während dieser schweren Zeit Tag und Nacht zumindest telefonisch für Sie erreichbar sein.

Das Wichtigste bei akuter Suizidalität ist, nicht alleine in der aussichtslos erscheinenden Situation zu bleiben, sondern sich trotz oft vorhandener Scham- und Schuldgefühle einer anderen Person anzuvertrauen und Hilfe zuzulassen.

Angehörige können dem Erkrankten helfen, indem sie ihn zum Beispiel zum Arzt begleiten.

Für Angehörige ist es oft schwer, mit einem depressiven Familienmitglied zu leben. Viele wissen nicht, wie sie mit dem Betroffenen am besten umgehen sollen, sie fühlen sich hilflos, ärgern sich vielleicht über den Erkrankten oder fragen sich, was sie selbst falsch gemacht haben. Dauert die Depression längere Zeit an, fühlen sich viele Angehörige überlastet oder sogar völlig erschöpft – denn sie müssen nun viele der Aufgaben übernehmen, die früher der Betroffene selbst erledigt hat.

Folgende Ratschläge können helfen, mit der Depression eines Angehörigen besser umzugehen. Sie sind orientiert an Tipps vom „Kompetenznetz Depression":

1. Akzeptieren Sie, dass Ihr Angehöriger krank ist. Eine Depression ist kein Zeichen von Willensschwäche – sie kann aber durch eine konsequente Behandlung geheilt werden.

2. Holen Sie sich fachliche Hilfe. Viele Erkrankte glauben entweder nicht, dass jemand ihnen helfen kann, oder sie fühlen sich nicht in der Lage, zum Arzt zu gehen. Vereinbaren Sie deshalb für Ihren Angehörigen einen Arzttermin und begleiten Sie ihn zu einem Besuch beim Arzt.

3. Versuchen Sie nicht, Ihrem Angehörigen gut zuzureden – zum Beispiel mit Sätzen wie: „Das wird schon wieder" oder „Reiß dich zusammen". Solche Aufforderungen führen eher dazu, dass sich der Erkrankte noch schlechter fühlt.

4. Bringen Sie Geduld auf. Viele Erkrankte ziehen sich zurück, sind weniger unternehmungslustig, klagen ständig und sehen keine Hoffnung mehr für sich. In diesen Situationen brauchen Angehörige viel Geduld. Es bringt nichts, mit dem Betroffenen darüber zu streiten, ob seine Sichtweise gerechtfertigt ist. Machen Sie ihm stattdessen deutlich, dass er unter einer Erkrankung leidet, die behandelbar ist und mit der Zeit wieder vergeht.

5. Versuchen Sie, den Erkrankten zu motivieren. Unterstützen Sie ihn, wenn er Eigeninitiative zeigt – zum Beispiel zu ersten eigenen Schritten, die ihn aus der Depression herausführen.

> *Als Angehöriger oder Freund ist viel Geduld und Verständnis vonnöten – der Patient ist nicht freiwillig in dieser Situation.*

Setzen Sie ihn dabei aber nicht unter Druck und überfordern Sie ihn nicht.

6. Achten Sie auf sich selbst, anstatt sich für Ihren Angehörigen aufzuopfern. Wenn ein Familienmitglied längere Zeit depressiv ist, ist dies für nahestehende Menschen sehr belastend. Nehmen Sie sich deshalb auch mal Zeit für sich. Tun Sie sich etwas Gutes und gehen Sie weiterhin Ihren eigenen Interessen nach. Halten Sie Kontakt mit Freunden und Bekannten und bauen Sie sich ein Netzwerk auf, das Ihren depressiven Angehörigen unterstützt.

7. Lassen Sie Ihre Gefühle zu. Oft erleben Angehörige Gefühle der Wut, der Trauer, der Hilflosigkeit oder der Verzweiflung. Leugnen Sie diese Gefühle nicht, sondern gestehen Sie sich ein, dass sie sich so fühlen. Oft ist es hilfreich, mit einem nahestehenden Menschen oder in einer Angehörigengruppe über seine Gefühle zu sprechen.

8. Konsultieren Sie bei Unsicherheit im Umgang mit Ihrem betroffenen Angehörigen oder spezifischen Fragestellungen immer einen Facharzt.

In Notfällen

Einheitliche (EU-weite) Notrufnummer: 112

Deutschland

Telefonseelsorge

Tel.: 0800 1110111
Tel.: 0800 1110222
Erreichbarkeit: rund um die Uhr.
Web: www.telefonseelsorge.de
E-Mail: telefonseelsorge@diakonie.de

Muslimisches Seelsorgetelefon

Tel.: 030 443509821
Erreichbarkeit: Täglich von 8 bis 24 Uhr.
Web: www.mutes.de
E-Mail: info@mutes.de

Telefon Doweria

Tel.. 030 44308468
Erreichbarkeit: rund um die Uhr.
Web:
www.diakonie-portal.de/telefon-doweria
E-Mail:
doweria@berliner-telefonseelsorge.de

Kinder- und Jugendtelefon

Tel.: 116111
Erreichbarkeit: Montags bis samstags von
14 bis 20 Uhr.
Web: www.nummergegenkummer.de
E-Mail: info@nummergegenkummer.de

U25 Freiburg für junge Menschen Mit Selbstmordgedanken:

Tel.: 0761 33388
Erreichbarkeit: siehe Homepage.
Web: www.u25-freiburg.de
E-Mail: info@u25-freiburg.de

Österreich

Telefonseelsorge Österreich:

Tel.: 142
Erreichbarkeit: rund um die Uhr.
Web: onlineberatung-telefonseelsorge.at
E-Mail über Formular auf der Website

Schweiz

Sorgentelefon Schweiz

Tel.: 143
Erreichbarkeit: rund um die Uhr.
www.143.ch
E-Mail über Formular auf der Website

Weitere Beratungsangebote:

SeeleFon des Bundesverbands der Angehörigen psychisch erkrankter Menschen e.V. (BApK)

Tel.: 0228 71002424 oder 01805 950951
Erreichbarkeit: siehe Homepage.
Web: www.bapk.de
E-Mail: seelefon@psychiatrie.de

Die Deutsche DepressionsLiga e.V.

Tel./E-Mail: siehe SeeleFon.
Web: www.depressionsliga.de

Stiftung Deutsche Depressionshilfe

Tel.: 0800 3344533
Erreichbarkeit: siehe Homepage.
Web: www.deutsche-depressionshilfe.de

Arzt- und Therapeutensuche

Die Arzt-Auskunft – Die Arztsuche der Stiftung Gesundheit

Web: www.arzt-auskunft.de

Arzt und Therapeutensuche der Bundespsychotherapeutenkammer

Web: www.bptk.de

Therapeutensuche beim Psychotherapie-Informationsdienst

Tel.: 030 209166330
Erreichbarkeit: siehe Homepage.
Web: www.psychotherapiesuche.de
E-Mail: pid@psychologenakademie.de

Informationen im Internet:

www.ifightdepression.com

Die Internetseite ist in zwölf europäischen Sprachen verfügbar und beinhaltet Unterkategorien zu Themen wie Ursachen, Symptomen und Behandlungsoptionen von Depression. Man kann dort einen Selbsttest durchführen, nützliche Links sowie Hilfskontakte finden und ein Glossar aufrufen. Im Downloadbereich kann man zudem Informationsmaterial herunterladen.

www.depressionsliga.de

Die DepressionsLiga e.V. ist eine bundesweit aktive Patientenvertretung für Menschen mit Depression. Man kann sich unter anderem mit Betroffenen in einem Forum zu Erfahrungen austauschen. In einem Lexikon zu Depression kann man sich umfassend zu der Erkrankung informieren. Man kann als Mitglied auch an Selbsthilfegruppen teilnehmen. Die Suche nach einer Selbsthilfegruppe in Ihrer Nähe, kann auf der Homepage erfolgen. Eine umfassende Patientenbroschüre für Patienten und Angehörige steht zum Download bereit.

Kontaktdaten:
Deutsche DepressionsLiga e.V.
Postfach 1151
71405 Schwaikheim,
Tel.: 07144 7048950 (keine Beratung),
Web: www.depressionsliga.de

www.psychiatrie.de

Psychiatrienetz: Informationen rund um psychische Erkrankungen, Hilfeangebote und Medikamente. E-Mail-Beratungsangebot für Angehörige und Betroffene.

www.buendnis-depression.de

Das Deutsche Bündnis gegen Depression e.V. ist ein unabhängiger, gemeinnütziger Verein, der sich für eine bessere Versorgung depressiv erkrankter Menschen einsetzt. Kontaktdaten siehe Stiftung Deutsche Depressionshilfe.

www.buendnis-depression.at

Informiert Betroffene und Angehörige zu Depression und regionalen Hilfsangeboten in Österreich.

www.depressionen.ch

Equilibrium ist ein Verein Betroffener. Auf der Homepage finden Sie Informationen für regionale Hilfsangebote in der Schweiz.

www.sgad.ch

Schweizerische Gesellschaft für Angst & Depression bietet Informationen zur Erkrankung aber auch Informationen, wo Sie in der Schweiz Hilfe erhalten können. Sie finden hier zudem eine Liste mit allen psychiatrischen Kliniken und Psychiatern in der Schweiz mit Kontaktadressen.

www.leitlinien.de/nvl/depression

Hier finden Sie eine Patientenleitlinie zu depressiven Erkrankungen.

Für Angehörige:

www.bapk.de

Beratung für Angehörige und Betroffene durch den Bundesverband der Angehörigen psychisch erkrankter Menschen e.V. Kontaktdaten siehe SeeleFon.

www.depressionsliga.de

Download einer Informationsbroschüre für Patienten und Angehörige.

www.fideo.de

Wertvolle Tipps für Angehörige und Eltern psychisch kranker Kinder und Jugendlicher.

Nummer gegen Kummer: Elterntelefon

Tel.: 0800 1110550

Glossar

Antipsychotika

Medikamente, die vor allem psychotische Symptome wie Halluzinationen, Wahn- und Denkstörungen reduzieren.

Botenstoffe

Köpereigene chemische Stoffe, die der Signalübertragung dienen. Mit ihrer Hilfe kommunizieren Zellen, Gewebe und Organe des Körpers untereinander. Sie sind essenziell für das Zusammenspiel der Zellen in einem Organismus.

Depression, bipolare

Treten Symptome der Depression, wie gedrückte Stimmung, negative Gedankenschleifen und Antriebsminderung, im Wechsel mit hypomanischen oder manischen Symptomen auf, so handelt es sich um eine bipolare Depression im Rahmen einer bipolar affektiven Erkrankung.

Dopamin- und Noradrenalin-Wiederaufnahmehemmer (DNRI)

Antidepressivum, das durch die Blockade des Dopamin- und Noradrenalintransporters die Rückaufnahme von Dopamin und Noradrenalin in die Nervenendigung verhindert. Dadurch stehen diese Botenstoffe vermehrt zur Verfügung.

Elektrokrampftherapie

Eine Therapieform, bei der unter Narkose ein Krampfanfall ausgelöst wird. Sie dient der Behandlung besonders schwer therapierbarer Depressionsformen und schwerer Formen der Schizophrenie.

Genotypisierung

Genotypisierung bezeichnet Methoden zur Bestimmung von Unterschieden in der genetischen Zusammensetzung (Genotyp) eines Lebewesens durch die Untersuchung der genetischen Information, z.B. aus Blut oder Speichel.

Melatonerg- und spezifisch serotonerg-antagonistisches Antidepressivum (MASSA)

Ein Antidepressivum, das durch seine unterstützende Wirkung an Melatoninrezeptoren sowohl zur verstärkten Ausschüttung von Melatonin als auch durch die Blockade eines spezifischen Serotoninrezeptors verzögert zu einer Ausschüttung von Noradrenalin und Dopamin führt.

Monoaminooxidase (MAO)-Hemmer

Ein solches Antidepressivum hemmt das Enzym, das die Botenstoffe Serotonin, Noradrenalin und Dopamin abbaut. Dadurch sorgt es dafür, dass diese Botenstoffe vermehrt zur Verfügung stehen.

Nebenwirkungen

Unerwünschte Wirkungen, die bei Medikamenten neben der gewünschten Wirkung auftreten können.

Neuroplastizität

Die Fähigkeit von Synapsen, Nervenzellen oder auch ganzen Gehirnarealen, sich in ihrer Anatomie und Funktion zu verändern. Das soll laufende Prozesse abhängig von der erforderlichen Nutzung optimieren.

Noradrenalin-Wiederaufnahehemmer (SNRI)

Antidepressivum, das durch die Blockade des Noradrenalintransporters die Rückaufnahme von Noradrenalin in die Synapse verhindert. Dadurch steht dieser Botenstoff vermehrt zur Verfügung.

Noradrenerges und spezifisch serotonerges Antidepressivum (NaSSA)

Antidepressivum, das durch seine Wirkung an bestimmten Rezeptoren dafür sorgt, dass vermehrt Noradrenalin und Serotonin ausgeschüttet werden. Diese stehen damit vermehrt zur Verfügung.

Rezeptor

Ein Eiweiß oder Eiweißkomplex auf der Oberfläche oder im Inneren von Zellen, an den spezifische Signalmoleküle binden und dadurch Prozesse im Zellinneren auslösen können.

Rezidivprophylaxe

Die Fortsetzung einer Therapie, um einen Rückfall zu vermeiden.

Serotonin- und Noradrenalin-Wiederaufnahmehemmer (SSNRI)

Antidepressivum, das durch die Blockade des Serotonin- und Noradrenalintransporters die Rückaufnahme von Serotonin und Noradrenalin in die Synapse verhindert. Dadurch stehen diese Botenstoffe vermehrt zur Verfügung.

Serotonin-Wiederaufnahmehemmer (SSRI)

Antidepressivum, das durch die Blockade des Serotonintransporters die Rückaufnahme von Serotonin in die Synapse verhindert. Dadurch steht dieser Botenstoff vermehrt zur Verfügung.

Stimmungsstabilisierer

Medikament, das vor allem bei bipolar affektiven Erkrankungen, manischen Erkrankungen, schizoaffektiven Erkrankungen (gleichzeitig bestehende Symptome einer Schizophrenie und einer affektiven Erkrankung wie Depression oder Manie) sowie schweren Depressionen zum Einsatz kommt.

Therapeutisches Drug Monitoring (TDM)

Bezeichnet die Messung der Konzentration von Medikamenten im Blut oder in Blutkompartimenten wie Blutserum oder Blutplasma.

Trizyklika

Antidepressiva, die aufgrund ihres chemischen Aufbaus aus drei ringförmigen Strukturen als Trizyklika bezeichnet werden. Sie sind die ältesten Vertreter der Antidepressiva.

Wechselwirkungen

Bei gleichzeitiger Einnahme verschiedener Medikamente bzw. deren gleichzeitigem Vorhandensein im Blut können diese sich gegenseitig in der Wirkung beeinflussen. Sie kann verstärkt oder abgeschwächt werden. Nebenwirkungen können sich potenzieren.

Stichwortverzeichnis